基于ICU医疗实践新解《伤寒论》

陈腾飞◎著

刘清泉◎审

中医的反思

（一）

中国科学技术出版社
·北 京·

图书在版编目（CIP）数据

ICU 中医的反思．一，基于 ICU 医疗实践新解《伤寒论》/ 陈腾飞著．—北京：中国科学技术出版社，2024.5

ISBN 978-7-5236-0605-6

Ⅰ．①I… Ⅱ．①陈… Ⅲ．①险症—中西医结合疗法 ②《伤寒论》—研究 Ⅳ．① R459.7 ② R222.29

中国国家版本馆 CIP 数据核字（2024）第 071358 号

策划编辑	韩 翔 于 雷
责任编辑	于 雷
文字编辑	卢兴苗
装帧设计	华图文轩
责任印制	徐 飞

出 版	中国科学技术出版社
发 行	中国科学技术出版社有限公司销售中心
地 址	北京市海淀区中关村南大街 16 号
邮 编	100081
发行电话	010-62173865
传 真	010-62179148
网 址	http://www.cspbooks.com.cn

开 本	710mm×1000mm 1/16
字 数	219 千字
印 张	14
版 次	2024 年 5 月第 1 版
印 次	2024 年 5 月第 1 次印刷
印 刷	北京顶佳世纪印刷有限公司
书 号	ISBN 978-7-5236-0605-6 / R·3222
定 价	59.00 元

内容提要

要想读懂《伤寒论》，先要理解张仲景面对的疾病和患者群体。张仲景说："余宗族素多，向余二百，建安纪年以来，犹未十稔，其死亡者，三分有二，伤寒十居其七。"当时死于伤寒的患者比例高达 70%。张仲景所描述的宗族丧亡，就是由于急性传染性或感染性疾病引起危重症，进而导致的死亡。

本书作者为中西医结合（ICU 方向）专业出身的医生，在 ICU 临床工作中救治了大量的重症感染患者，曾参与多种急性传染病的医疗救治。本书正是基于作者的传染病救治及 ICU 医疗实践，力求还原张仲景《伤寒论》原始面貌的学术力作。

作者在书中对诸多学术热点和难点问题做出了具有突破性的论述，如"寒温之争""中西医之关系""六经与六经病的实质""经方剂量""经方热""六经钤百病"等；在条文新解中，作者还原了条文背后鲜活的救治场景，勾勒出条文中相关查体和鉴别诊断等临床思维，并在危重症相关条文的解说中融入了大量的 ICU 实战经验。

本书兼顾知识性与趣味性，可作为《伤寒论》无障碍阅读的入门读本，供广大 ICU 工作者、中医临床工作者和中医爱好者阅读参考。

前　言

当我们穿越回战火纷飞、白骨累累、瘟疫流行、饿殍遍野的时代，再去读《伤寒论》，我们离张仲景就更近了一些。如若没有这种想象力，不妨对照着电影来寻找一些印象，其惨烈程度可能远低于东汉末年，但聊胜于无。

我们这一代几乎没有经历过饥饿的折磨，对一块饴糖、一碗白粥、一勺蜂蜜所包含的营养价值并无具象认知；我们享受着工业革命带来的便利，却不知道300颗乌梅蒸完之后，需要捣2000多下，才能让乌梅丸各药物之间充分混匀；我们出生在输液泛滥但又要逐渐摆脱泛滥的年代，对高热汗出或痢疾腹泻致人过度失液而亡并无切身感受。如今的我们，因秋季气候干燥而咳嗽、咳痰、痰中带血，便会去医院寻求帮助；而东汉时的人们，即使咯血盈盆、眩晕不支、濒临休克，也只能等待医生，待其取出常备的大黄、黄连，煮好后喝下，血止则活命，血流不止则只能认命。那时的医生真的是患者性命的"掌控者"，所谓的"人之司命"，就是这么来的。

《伤寒论》是无数生命牺牲换来的一部医著，其价值再怎么高度评价都不为过。我们作为读者和使用者，生活在衣食无忧的盛世，书中记载的大多数情况，现在都不会出现。如今面对致命的危急状态，我们可以在ICU中处理得更加从容，此时无论怎么贬低其实用性都不为过。

尽管这部著作的实用性有所下降，但并不代表其失去了探索生命和疾病的智慧启发价值。张仲景在序中述及"虽不能尽愈诸病，庶可见病知源，若能寻余所集，则思过半矣"，这是对这部经典著作最公允的评价。至今中医教育界仍将《伤寒论》置于崇高地位，这是无可争议的。现在提到《伤寒论》，所指其内涵已远超张仲景原著本身，而是经过千年传承、数千位临床医家不断打磨发挥后的《伤寒论》。现代医学的高度发达，使中医的实战阵地不断萎缩，虽然大多数中医失去了救人于生死的机会，但再读这部细述与死神反复夺命的质朴著作，还是能帮助我们成为一名更好的医者。

上述的这些话，很少有老师在课堂上讲，大多数学生在求学时代都曾遇到对《伤寒论》过分推崇或过度轻蔑的情况。茫然无措时，随便翻开一部校注版本，不论成书于哪个年代，都是满纸相似而又不太相同的语言体系。校注版本，诸如《伤寒论浅注》《伤寒大白》《伤寒论归真》《伤寒寻源》，给人的整体阅读体验并不美好，不知是校注者"学问太高深"，还是"年代太久远"而让人无从解悟。先贤们在补充《伤寒论》内涵方面做出了不可磨灭的贡献，但同时也犯下了一个共性错误，那就是有意无意地把仲景放在了圣人框架里，认为他的一切都应是美好的，反映在《伤寒论》里的也必须是完美的。有点私愤的，最多就是骂骂王叔和；中庸一些的，也只是把不完美归结为时代战火的侵蚀。

我因少小无书可读，启蒙颇晚。自 16 岁始获读《世说新语》，读到王羲之嫉恨，读到王敦之颠顸，读到谢安之盲目淡定，读到王献之任性，渐悟得所谓圣人，亦是血肉有情之人，同是血肉有情之人的我们，距离圣贤并不遥远。一厢情愿地将仲景框死在圣人范畴而不让其有瑕疵，想必仲景泉下有知，也会极力反对。

张仲景在序中述及："余宗族素多，向余二百，建安纪年以来，犹未十稔，其死亡者，三分有二，伤寒十居其七。"可见当时死于伤寒病的患者比例高达 70%。张仲景所描述的宗族丧亡，就是由于急性传染性疾病或感染性疾病引起危重症，进而导致的死亡。仲景经历宗族因伤寒大疫沦丧而著述，所以要想读懂《伤寒论》，先要理解张仲景面对的疾病和患者群体。此前经历的 COVID-19 大流行，为我们读懂张仲景及其《伤寒论》打开了一扇窗。

重温经典这件事，我已经惦念很久。我曾天真地认为，丰富多彩的世界可以由推演的文字进行一板一眼的归纳，但当我放弃苛求仲景及《伤寒论》的"完美性"后，竟神奇地闯入了一个丰富多彩的真实医疗世界。

在癸卯年将要过去的时刻，我终于将还原《伤寒论》原貌的想法付诸实践。但我知道，即使这部书稿顺利完成，也会很快被时间洪流淹没，运气好些，也许还能激起几朵批判的小浪花，批判我的师心自用和谵谈古人，而这些结果我已做好了勇敢面对的准备。

医学在不断发展，人们对健康与疾病的认识也在不断进步，即便是再伟大的医学家也会有其所在的时代局限性。经典著作之价值在于启发智慧，并指导解决当下问题。经典医著之注解研究，乃借继承古训之虚名，行医学创新之实质。这是一部"仰望星空"的著作，也许读完之后不能提升你使用经方的能力，但一定能助你重新了解张仲景及其《伤寒论》。本书所据之《伤寒论》版本为郝万山、钱超尘点校整理本（人民卫生出版社 2005 年 8 月出版）。书中所提"新型冠状病毒病"仅为举例，所述内容通用于其他传染病。

陈腾飞

目　录

主要概念解说

　　"主要概念解说"是本书的纲领部分。此部分围绕阅读《伤寒论》时常会面临的一些问题进行论述。阅读《伤寒论》面临的首要问题是仲景写这部书探讨的是一个病？还是一类病？伤寒、中风、痉、湿、暍等病与六经病的从属关系如何？面临的关键问题是"六经"与"六经病"之实质及其"传变"，若不能明晰实质，便不能领会《伤寒论》全书排列的意义，亦难以参透"六经病篇"每篇的条文数量为何差异巨大，难以理解仲景为何要将许多看似"风马牛不相及"的条文归到同一篇中。对这些问题的思考探讨，有助于让我们站在更高的维度，更客观地看待张仲景及其著作。"主要概念解说"部分还对一些"热点"和"难点"的学术问题，如寒温之争的本质，中医治疗新发传染病的原理和优劣分析，经方热与《伤寒论》的关系，六经统百病的缺陷，使用经方时的剂量取舍，历代注家的评价，均进行了"独到"而"简要"地阐述。

一、"伤寒"新解

　　张仲景在《伤寒论》中所述之"伤寒"为现代医学视角下何种疾病，至今仍难定论。张仲景笔下之"伤寒"的内涵并不一致，在《伤寒论》一书的不同语境中，"伤寒"所指的疾病也有所不同。

　　仲景在序言中提及宗族沦丧之"伤寒"为一种病原体明确的烈性传染病，虽然我们无法确切考证病原，但从张仲景序言及同时代曹植、王粲等人的描述中可知，此病流传甚广，死亡率很高。当时传染病的大流行并不限于中国，著名史学家许倬云在其中国通史类著作《万古江河》一书中指出，汉代中国通过西域丝道（丝绸之路）、西南丝道等，与中亚及南亚已多有往来，间接也与西亚、北非及欧洲有所接触，一些重大的战争也促使了欧亚大陆族群的接触，这些接触促进了物质及文化的交流，但也带来了传染病的播散。"有些西方疾病进入中国地区。东汉多大疫，一次又一次大规模的瘟疫遍传南北，1世纪末出现的大疫，死人无数，其来源可能是西边丝道上的军队将疾病带入中国。同一时期，古罗马暴发的"安东尼瘟疫"（Antonin Plague），也是由在东边与安息（Parthia，帕提亚帝国）作战后回去的军队将疾病带入环地中海地区。一东一西，两大疾疫，是否同一病症，难以考证。然而，东汉的大疫不断，终于有了张仲景的《伤寒杂病论》，实为中国医学史上划时代的作品。"

东汉的大疫激发了张仲景撰写医著，这正是其在序言中说的"感往昔之沦丧，伤横夭之莫救，乃勤求古训，博采众方"，这句序言也提示我们，仲景此书的内容并非源自于针对那场引起宗族大量死亡疫病的直接救治。从《伤寒论》一书的内容来看，只在"少阴病篇"和"厥阴病篇"探讨了一些死亡率较高的病症，其他篇章的病症并未见此特点，这也提示张仲景书中所论述的，是不同于建安纪年以来的疫病。因此《伤寒论》中所论述的疾病，不等于序言中提到的建安纪年以来的高致死率的传染病，二者之间或许存在一定交叉。

张仲景的《伤寒论》是围绕着建安纪年以来高死亡率疫病进行的事后总结，仲景所使用的资料，一部分来自于已有的医学方书，即现存于书中的"经方"，一部分来自于自身的临证实践，即现存于书中的"条文"。仲景临证实践中所救治的病种非常广泛，取得的经验也非常丰富，如何将如此丰富而繁杂的疾病诊治经验成体系地进行整编，是仲景撰写此书面临的最关键问题。张仲景采用了当时比较流行的"三阴三阳"学说，创建了此书的框架。清代乾隆年间吴鞠通撰写《温病条辨》时，也面临着如何将现有的温病治疗经验系统整编的问题。吴鞠通采用了上、中、下三焦分类方法，在论述每一焦疾病时，又引入了已经非常流行的"卫气营血"辨证的方法，实现了复杂经验的系统整编。

张仲景在《伤寒论》398 条正文中论述的"伤寒"，则是一类以"或已发热，或未发热，必恶寒，体痛，呕逆，脉阴阳俱紧者"为起病症状的疾病，可涵盖现代医学视角下的多种感染性疾病。

二、"六经"新解

《伤寒论》原书并没有"六经"一词，是后世用"六经"概称太阳、阳明、少阳、太阴、少阴、厥阴。仲景之"三阴三阳"是由当时比较流行的"三阴三阳学说"改良而来。"三阴三阳学说"的流行,体现在当时很多医籍都使用了"三阴三阳",如马王堆出土的《足臂十一脉灸经》和《阴阳十一脉灸经》,就已经使用"三阴三阳"来命名经脉,流传至今的《黄帝内经》一书更是在多个篇章都使用了"三阴三阳",其中《素问·热论》就记载了从"三阴三阳"视角来认识和辨治热病。

伤寒一日,巨阳受之。故头项痛,腰脊强。

二日阳明受之。阳明主肉,其脉侠鼻,络于目,故身热目痛而鼻干,不得卧也。

三日少阳受之。少阳主胆,其脉循胁络于耳,故胸胁痛而耳聋。

三阳经络,皆受其病,而未入于脏者,故可汗而已。

四日太阴受之。太阴脉布胃中,络于嗌,故腹满而嗌干。

五日少阴受之。少阴脉贯肾,络于肺,系舌本,故口燥舌干而渴。

六日厥阴受之。厥阴脉循阴器而络于肝,故烦满而囊缩。

三阴三阳,五脏六腑皆受病,荣卫不行,五脏不通,则死矣。

医学中的"三阴三阳学说"从何而来?张仲景为何选用"三阴三阳"而非其他学说来构建外感病辨治体系?这是一个深层次的学术问题。

许倬云在《万古江河:中国历史文化的转折与开展》的"第三章 中国的中国"中论述了"中国文化体系的整合","汉兴之初,人主与民休息,黄老之学是主流,百家也渐有传人。汉武帝以后,独尊儒学,又压抑了其他学派。一般历史,大致都如此谈。然而,如从另一个角度思考,秦汉时代毋宁是经历了一次全盘整合;先秦思想学派,如百川汇海,终于综合为中国文化的思想模式……《吕氏春秋》与《淮南子》,当是整合工作的二次尝试。这两部书的内容,都糅合儒、道、法、阴阳、五行……其讨论的主题,也都包罗天文、地理、人事、政治、礼法,堪谓百科全书式之作品……《淮南子》全书兼顾自然与人间,也有着以宇宙涵盖人事的大格局……董仲舒的《春秋繁露》,论编排格局,不能与《吕氏春秋》及《淮南子》相提并论。然而董氏天人感应的理论结构,则融合儒、道、法、阴阳五行,为庞大复杂的系统……在这一系统中,天体运行,四季递换,人间伦理,政府组织,以至人身生理与心理,都是一个又一个严整的系统……天然影响人事,人事也影响天然；社会影响个人，个人也影响社会……董仲舒的宇宙观，对西汉的学术与政治均有深刻的影响。"

总结许倬云之论述："天人相应""自然、社会周而复始"，在汉代已成为当时人们的哲学共识。

许氏继而论述了上述思想在天文学的体现，"汉代开始制订新的历法，武帝时落下闳等人制订《太初历》，以细密的数学，力求调节岁实（太阳年的长度）、朔策（太阴月的长度）两个周期……西汉末，刘歆又根据《太初历》，制订《三统历》，不仅寻求太阳年与太阴月的公倍数，还加上日、月及五星运行的周期……这种理想的宇宙，是从数学上寻求各种周期的共同开始。汉人持此理念，以制订天象与人间生活交汇的历法，其精神也同于董仲舒等人相信的天人关系。"

如果说董仲舒《春秋繁露》是通过引经据典，从哲学角度阐述了"天人相应、自然和人事的轮回"，那么汉代历法的兴起，则是通过数学推算方法的引入，赋予了这种哲学认识以"科学"的内涵。历法是季节时令变迁的数学模型化，历法的诞生使季节时令变得可供推演预知，而在"天人相应"视角之下，人的疾病也是可以推演的。《伤寒论·伤寒例》即体现了"天人相应"和"推演疾病"的特点，"伤寒例"开篇即论述了"四时八节二十四气七十二候决病法"，又将一年十二月的每两个月作为一组论述，是为一年之"六气"，又云"十五日得一气，于四时之中，一时有六气，四六名为二十四气"，是为一季度之"六气"。为了与"天"相应，人体是否也要分出一个"六"来？

季节时令变化的本质是"阴阳二气"的盛衰变化，《伤寒论·伤寒例》云："但天地动静，阴阳鼓击者，各正一气耳……是故冬至之后，一阳爻升，一阴爻降也；夏至之后，一阳气下，一阴气上也，斯则冬夏二至，阴阳合也；春秋二分，阴阳离也。阴阳交易，人变病焉。""阴阳"学说细化之后就成了"三阴三阳"。王玉川先生在《运气探秘》一书中指出：三阴三阳是医学家在"阴阳"学说基础上的独创，因为古代的典籍中只有医学典籍涉及"阳明""厥阴"，三阴三阳的命名是以阴阳之气的盛衰多少命名的，《素问·阴阳别论》《素问·经脉别论》等篇章里，都是厥阴为一阴，少阴为二阴，太阴为三阴；少阳为一阳，阳明为二阳，太阳为三阳，"一、二、三"较之《周易》的"老、少"更能准确地表述数量和层次上的关系,"三阴三阳"能更准确地表述事物生长衰亡的节律。

《素问·热论》已经明确记载了医家从"三阴三阳"的视角来分析和论治外感热病,只是此处的"三阴三阳"乃"经脉"之代名词。张仲景借鉴了这种已经在医学界有一定基础的"三阴三阳"学说,将之转化为了《伤寒论》里的"六经"和"六经病",并以之为框架进行了外感病治疗经验的系统整编。张仲景引入并改良"三阴三阳"概念是成功的,这既符合那个时代的"天人相应""人与季节节律相应"等的哲学认识,也不会有悖于已有的以《素问·热论》为代表的热病诊治经验。

"六经"和"六经病"(三阴三阳)引入《伤寒论》虽然有张仲景那个时代深厚的哲学文化基础,但是对于我们后来的从医者来说,应该着重探讨其临床意义,而不宜过分还原哲学文化意义。周学海在《读医随笔》即表达了这种观点,周氏云:"以天地四方之象,起三阴三阳之名,因即以其名加之六气,因即以其名加之人身,此不过借以分析气与处各有所属,俾得根据类以言其病耳!言者,讨论之谓也。其不可以气之名、处之名,即指为病之实也,不昭昭乎?"王玉川先生也说:"三阴三阳如同'甲乙丙丁''子丑寅卯''丈尺寸''石斗升''斤两钱'等一样,只是一种计量标准,标准本身并不是具体的事物。"

《伤寒论》至今盛行不衰,"六经"辨证广为应用,一定存在其"先进""独到"之处,以下将从生理、病理角度进行"六经""六经病"内涵的探讨。

六经的实质,是将人体分为了 6 个生理系统,如同《生理学》将人体分为呼吸、循环、消化、泌尿等系统一样。这些系统并不能完全概括人体所有部分,只是认识疾病的方便分类法而已。中西医均如此。而且,只有在面对全身性疾病时,按照各系统分类,实用价值才最为突出。最典型的是 ICU 的重症感染性疾病(又叫"脓毒症")。面对脓毒症患者,我们写病程记录分析病情时,都是从各个系统逐一分析。一般的格式如下。

患者意识障碍,呼吸机辅助通气,压力控制型通气(PCV)模式:吸气压力(PC)15cmH$_2$O、呼气末正压通气(PEEP)4cmH$_2$O、FiO$_2$ 0.6、呼吸频率 14 次/分,心电监护示:心率 90 次/分、SpO$_2$ 95%、血压 110/74mmHg[去甲肾上腺素 0.5μg/

（kg·min）]。查体：听诊左肺可闻及湿啰音，腹胀满，肠鸣音消失。患者目前存在以下问题：①神经系统方面；②呼吸方面；③循环方面……

虽然，在伤寒病中使用了六经（在脓毒症中使用了各个系统），但每个系统之间的重要性，一定不是同等的，《伤寒论》六经病篇之篇幅差异巨大，也是这个原因。

六经划分出的 6 个生理系统，既包含了可供划分的解剖实体（如脏腑），也包含了一些无法分割的整体生理功能（如中医学之经络，现代医学之淋巴、血管、神经及内分泌）。

因此，六经之间虽有界限，却难以截然划出那个界限，现代医学的生理系统也是如此。

六经与经络的关系也是争议较多的。六经与经络有一定的交叉，但绝不等同，后世以针灸穴方注释《伤寒论》113 方者，有针灸巨擘承淡安先生（注解详而全，注重条文之阐释）、北京中医药大学东直门医院针灸科单玉堂先生（注解详而全，注重针灸配穴法之阐释）、中国中医科学院广安门医院针灸科高立山先生（仅对 58 首《伤寒论》方进行针灸穴方阐释），三位前辈所拟定之针灸穴方，亦能从侧面证明六经不等同于经脉。

如对第 12 条"太阳中风，阳浮而阴弱，阳浮者，热自发，阴弱者，汗自出；啬啬恶寒，淅淅恶风，翕翕发热，鼻鸣干呕者，桂枝汤主之"，三家针方分列如下。

承淡安：风府、风池、头维、外关、合谷（均强刺激）。

单玉堂：风池、京骨、后溪、申脉、足三里（未注明补泻）。

高立山：大椎、风池、足三里、曲池（未注明补泻）。

如对第 276 条"太阴病，脉浮者，可发汗，宜桂枝汤"，三家针法分别如下。

承淡安：大椎、外关、合谷、昆仑（轻症选此，重症加四肢穴位止肢体痛）。

单玉堂：大都、风府、列缺、商丘。

高立山：同第 12 条，高立山是以一组固定的针灸配穴方代替桂枝汤。

从对第 12 条的针方来看，三位医家并未体现"选手足太阳经穴为主"，反而在"风池"（足少阳胆经穴）的使用上达成了一致意见；从对第 276 条的针方来看，三位医家并未体现任何共识，更无"选手足太阴经穴为主"的共性规律。承淡安先生在注解第 12 条（按通行的排序）时，列出针方后特意额外加了一段注解，现摘录如下。

"附注：……伤寒各症，皆可用针或灸代替药剂治疗，其收效往往能随手见功，较药剂为迅速而无偏弊，但亦有不及药剂之处，如滋补剂、泻下剂，要差逊一筹矣……

再注：方有桂枝汤、麻黄汤等，与针灸法，不能以某某几穴代桂枝汤，或某某几穴代麻黄汤。针与灸之取穴，概以症状为定则，若以某穴代某药，则根本不可能也。"

因此，《伤寒论》之六经不等同于经络学说之"经络"可明矣，而近代伤寒学教育公认《伤寒论》的"六经"实涵盖了经络学说，亦值商榷，"六经"与经络学说只有一定交叉，并无包含关系，更勿论等同关系了。经脉之循行路线虽在《灵枢》时代即已准确描绘，但其更主要在诊断学意义，"是动则病"即某经脉的诊脉部位发生异常搏动，还远未将经脉学说发展成为今日完备的"经络腧穴学"体系。

六经名词还有一些独特的优势，从太阳→阳明→少阳，从太阴→少阴→厥阴，既有从表到里的层次之分，又有气血多少之别，还有与时间相结合，这是医学层面的优势；另外对接天文历法、气候演变等，给后世读者留下了无限的遐想空间，这是基于中国传统哲学和文化的优势。在这个空间中，对六经进行了多角度的精彩发挥，促进了中医学术的繁荣发展。

在《伤寒论》一书中，六经名词出现的语境如下：如"伤寒一日，太阳受之""太阳与阳明合病""针足阳明，使经不传则愈""灸少阴"等，即六经名词后面没有加"病"字。凡是能施针、施灸者，皆代指经穴名；言脉诊者，为诊脉之部位，实质也是经穴名。

三、"六经病"新解

"六经病"分别为太阳病、阳明病、少阳病、太阴病、少阴病、厥阴病，即上述"六经"这 6 个生理部位发生了病变。

"六经病"的实质是 6 个病理生理诊断，是疾病综合征性质的，是比较宽泛的、模糊的病理诊断。

如太阳病≈外感病初期综合征，阳明病≈外感病热邪燥屎内结综合征，厥阴病≈感染性休克综合征……这是一个大概的类比，并不太准确，类比的目的只是便于读者理解"六经病"。

"伤寒病"是一个比较具体的病名诊断，"六经病"是 6 个宽泛、模糊的病名诊断，"伤寒病"和"六经病"到底谁包含谁呢？这个问题必须阐述清楚。从《伤寒论》全书的编写体例来看，大多数情况下都是"六经病"之下包含"伤寒病"。

第 1 条：太阳之为病，脉浮，头项强痛而恶寒。（先定义太阳病）

第 2 条：太阳病，发热，汗出，恶风，脉缓者，名为中风。（太阳病下分出中风病）

第 3 条：太阳病，或已发热，或未发热，必恶寒，体痛，呕逆，脉阴阳俱紧者，名为伤寒。（太阳病下分出伤寒病）

第 6 条：太阳病，发热而渴，不恶寒者，为温病。（太阳病下分出温病）

但偶尔也会有"伤寒病"之下包含"六经病"的情况。

第 5 条：伤寒二三日，阳明、少阳证不见者，为不传也。

我们模拟两个具体病例进行阐述。

先模拟一个中医病例：这位患者发病当天，表现为怕冷、周身不适、头痛、脉浮，没有出现其他特异性症状，就诊时医生诊断为"太阳病"最为恰当。随着症状的陆续出现，可以再进一步细化诊断，如出现了身体疼痛、明显的恶寒、无汗、脉紧，便可在"太阳病"的基础上细化诊断为"伤寒病"，诊断可以描述为"太阳病 - 伤寒"或"伤寒 - 太阳病"。这位伤寒病的患者，过了 1 周多还没有痊愈，虽然恶寒、无汗、体痛症状缓解了，但还是发热，并且出现了不欲饮食、精神不振、呕、胸胁满痛，这是"伤寒病"发生了传变，出现了"少阳病"，这个时候患者来就诊，诊断即为"伤寒 - 少阳病"，如果进一步传变，患者出现了邪热内闭，正气欲脱，即属于"厥阴病"范畴。

再模拟一个现代医学的脓毒症病例：这位患者发病之初表现为喘促，急性呼吸窘迫综合征（ARDS），随着疾病进展又出现了少尿，急性肾衰竭（AKI），然后又因凝血功能异常出现出血，弥散性血管内凝血（DIC）……

在这个模拟的中医病例里，"太阳病"会见于"伤寒病"，就如同现代医学ARDS会见于脓毒症一样，但是"太阳病"并不只是在"伤寒病"中出现，"太阳病"也会出现在"中风病""湿病"等具体疾病中，就像ARDS并不只是在脓毒症中出现一样，也会出现在重症急性胰腺炎、创伤等具体疾病中。而"伤寒病"也不只是有"太阳病"这个阶段（病理过程），也会在疾病进展中出现"六经病"中的某两个、某三个或某四个病，就像脓毒症不只有ARDS，也会在疾病进展中出现AKI、DIC、急性腹腔间室综合征（ACS）等综合征中的某两个、某三个甚至多个。

其他如中风病、温病、暍病、湿病具体病名诊断，与六经病之间的关系，均是类似的原理。

总结：六经病是六类病理过程，这六类病理过程中的"某个"或"某几个"，会在一些外感疾病如伤寒、中风、湿、温过程中出现。现在结合临床患者的实际情况，画一个示意图以展示在具体的临床患者身上（图1），"伤寒""中风"等较明确的疾病诊断与"六经病"之间的关系（注意是"示意之图"，是根据临床实际所提取出的模型，而不等于实际，实际更加无序）。

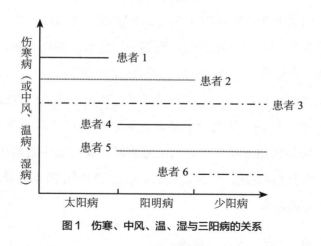

图1 伤寒、中风、温、湿与三阳病的关系

图中用6种不同的线条代表6个具体的患者。"患者1"得了伤寒病（或者中风/温病/湿病），发病即表现为"太阳病"且未发生传变即被治愈，或自愈；"患者2"得了伤寒病（或者中风/温病/湿病），发病表现为"太阳病"并发生了传变，传变出了阳明病，然后被治愈，或自愈，或死亡；"患者5"得了伤寒病（或者中

风 / 温病 / 湿病），发病表现为"阳明病"并发生了传变，传变出了少阳病，然后被治愈，或自愈，或死亡。

此图未画出"三阴病"，是因为"三阴病"一般不是由"三阳病"传变来的，而是发病即"发于阴"，太阴病、少阴病、厥阴病三者之间，也缺乏像"三阳病"之间的传变关系。

在学习《伤寒论》时需要注意，千万不要把"六经病"放在同等重要的位置，因为六经病的发病率有很大差异。

太阳病是"外感病初期综合征"，很多外感病在发病 1～2 天内都表现为太阳病，没有特异性。无论是从中医学角度来诊断的伤寒病、中风病、温病等，还是从现代医学角度来诊断的肺炎、流行性感冒、严重急性呼吸综合征、新型冠状病毒病，都会在发病早期表现为"太阳病"，因此"太阳病"涵盖的病种非常广泛，但其他六经病的出现频率就没有这么高了。

每个具体的病如"伤寒病"，每个具体的患者如"伤寒患者"都不一样，大多数急性传染性和感染性疾病患者，都不会出现太多的传变，比如大家所熟知的新型冠状病毒病，大多数患者是不发生传变的且症状轻微可以自愈。以现代的医疗环境而论，大多数非 ICU 专业的医生，终其一生所治疗的外感病，主要是不会传变的外感病和在"太阳病"阶段就会自愈或治愈的外感病。

在临床使用《伤寒论》时，千万不要把《伤寒论》的具体方法，无限推广套用到所有的疾病中。因为不是每个具体的病种，都会以"六经病"为主要表现，比如鼠疫，始终都是以热毒动血出血为主要表现，新型冠状病毒病以肺损伤喘促为主，这些疾病都是《伤寒论》较少涉及的，也是我们后世医家需要不断努力研究、总结、提升、攻克的疾病。

四、"痉""湿""暍"等病名新解

"痉、湿、暍、中风、伤寒、温病、风温、结胸、脏结、脾约、蛔厥、脏厥、霍乱、阴阳易"是《伤寒论》中 14 个主要的病名，前 3 个病"痉、湿、暍"和后 2 个病"霍乱、阴阳易"，在《伤寒论》中是以单独篇章进行论述的，其余病均在"六经病篇"

中进行论述。之所以单篇论述，不与"六经病"混在一起，就是因为在这些病的发病过程中，与"六经病"的交集非常少。

这些病名反映了当时人们对疾病的病因认识。在仲景时代，大家普遍认为，"伤寒病"就是由"寒邪"引起的，"中风病"就是由"风邪"引起的（其他病类推），在那个时代看来，"寒"和"风"就是具体的、微观的致病原，就像我们现今发现的某个具体的细菌或某个具体的病毒一样，这是毋庸置疑的。我们都学过现代医学，知道这种病因认识是非常不准确的。

仲景也意识到，若从寻找致病原入手治疗，难以应付纷繁复杂之病；我们学过现代医学的人，对此更有深刻体会，故仲景将重点放在研究病原与人体相互作用的规律之上，即对感染性疾病"共有病理过程"的研究。"六经病"即是其研究成果的总结，仲景以"六经病"为标题编次撰写《伤寒论》，使此书的使用范围明显拓宽。

在前文说了，"六经病"是模糊的诊断，既然是模糊的诊断，那它存在的意义是什么呢？我们临床医生和患者、患者家属，不都在追求"明确诊断"吗？

其实，"六经病"的诊断意义是为了指导治疗。

我们还是从现代医学角度做一个类比，详细阐述"六经病"的现实意义。

当新型冠状病毒病来袭时，医界还不认识这个疾病，但是本病引起的急性呼吸窘迫综合征（ARDS），ICU 医生有丰富的治疗经验。当诊断为新型冠状病毒病时，我们似乎不知道该用什么药，不知道该怎么治疗，但是症状表现为 ARDS 时，原有成熟的针对 ARDS 的治疗方案都可以用上了，比如呼吸机肺保护通气策略的应用（小潮气量通气）、肺复张技术的应用（通过调节呼吸机压力使闭合的肺泡打开）、标准俯卧位通气（让患者趴在病床上）治疗的应用。这些治疗不能消灭新型冠状病毒，但可以阻止新型冠状病毒杀死患者。病毒之所以能杀死人，是因为病毒可以引起人体的脏器损害，ICU 抢救器官、保护脏器、不使患者死于器官衰竭，就有望最终战胜病毒，救活患者。

当一种新发传染病来袭时，中医虽然从来没有治过，但病原和人体相互作用后展现出来的症状总是类似的，如感染新型冠状病毒的发热、咳嗽、喘、食欲不振、腹泻，哪一个症状我们没有见过呢？在这些相似的症状背后，是相似的病机（病理生理过程），因此我们就把这个未知的新发突发传染病，拆解出了太阳病、阳明病、邪伏膜原、热入营血……拆解出来的每一个病机（病理生理环节），都有成套的治疗方案（理法方药俱全），阻断了其中任何一个环节，都有望阻断疾病进展，阻止传染病"杀人"。

"六经病"的诊断意义即在于此。

如果没有仲景开创性的"六经病"研究成果，而是斤斤计较于某个具体病的病因探索，如"伤寒病""暍病"，着力于将每个疾病各个击破，那么中医便不再具有整体观的优势，最终会发展为和现代医学一样的临床思维体系。

上述类比结束，我要说点题外话：中医注重疾病早期的辨证施治，既有伤寒学说，又有温病学说，还有瘟疫学说，非常丰富，因此中医面对一个感染性或传染性疾病时，有很多种祛邪外出的方法。在面对新发传染病时，中医总是很自信地强调早期干预，阻断进展，促使患者自愈。现代医学却不然，早期只能喝水、休息、补充营养，最多用点疗效尚不明确的广谱抑杀微生物的药物，千篇一律地对症处理，基本阻断不了疾病进展。此时中医优势突出。但是，疾病一旦出现了脏器损伤，中西医都要开始挽救脏器时，中医的落后之处和西医的高明之处，瞬间凸显。因为中医一直致力于疾病早期的阻断，使用的主要治疗方法就是喝汤药，最多就是改良一下剂型，变换一下给药途径，万变不离其宗的便是设法把汤药喝进去。而现代医学 ICU 近 30 年的发展，一直致力于脏器的支持和挽救，从原来只能徒手用药，到后来机器越来越精良、监测越来越精密，脏器支持和挽救技术越来越成熟，所以成效也越来越大。

上述的中西医局面会长期存在，而且彼此无法替代。这是由两种医学的生命观、疾病观、医药观等哲学层面认识的差异决定的。中医为了求生存，必须补短板，自现代医学传入中国，中医虽然已经拼尽全力在学习追赶现代医学，但面对新兴技术，尤其是同一学科的现代医学理念、知识、技术，中医临床医生应快速吸收消化，这是一种不学习即灭亡的需求。而西医顶级专家们，在临床之余，才开始陆续了解一点中医的治疗理念，以辅助提升临床水平，西医学点中医只是为了"变得更好一点"，这是一种锦上添花的需求。

　　按：我曾参加"中国-瑞典抗击新冠肺炎疫情科研合作视频研讨会"，瑞典卡罗林斯卡学院终身教授曹义海，介绍了使用抗肿瘤生物制剂贝伐珠单抗治疗重症新型冠状病毒病的显著成效，贝伐珠单抗与曲妥珠单抗虽然名字相近，但二者的治疗机制截然不同，曲妥珠单抗是白介素-6拮抗药，期望通过阻断白介素-6来达到阻断新型冠状病毒病患者炎症反应的目的，但介导新型冠状病毒病患者炎症反应的因子不是单一的，在新型冠状病毒病患者中白介素-6增高的程度并不是很明显，远低于重症细菌感染时白介素-6的水平，因此应用曲妥珠单抗对新型冠状病毒病并没有看到满意的疗效。而贝伐珠单抗是通过抑制血管内皮生长因子以阻止肿瘤的血管增长，新型冠状病毒病患者的肺部病理显示了明显的血管增生，受此病理结果启示而将贝伐珠单抗用于重症新型冠状病毒病患者，取得了可喜的成果，研究发表在《自然科学》子刊。从曲妥珠单抗到贝伐珠单抗，提示现代医学有识之士已经开始尝试突破原有"抗病原"治疗的固化思维，进入阻断"病理过程"以治疗新发传染病的尝试，贝伐珠单抗之于新型冠状病毒病，可以说是更好地实现了叶天士所说"凉血散血"的治疗目标。假以时日，现代医学针对阻断病理过程的新疗法迭出，中医药针对新发疾病通过辨证施治"阻断病理过程"的优势也将会不再突出。

　　再回到"痉、湿、暍、中风、伤寒、温病、风温、结胸、脏结、脾约、蛔厥、脏厥、霍乱、阴阳易"这14个"比较准确"的病名的理解，在学习中医的前10年（注意：不是"行医10年"，而是"学医10年"），不用去精研每一个病及其治法，了解古代中医学也有过具体的疾病诊断即可；只要了解到古代医生也知道：不同疾病之间除了类似于"六经病"的共性过程，也有"特异性"的。非"六经病"所能概括的病理过程，就可以了。当学成毕业，开始当医生时，一定要记得回头深入研究那些具体的"病名"，寻找每个病"特异性"的处理，从而进阶为更高水平的中医临床医生。

　　后世有的医家将"六经病"提升为一种"辨证论治方法"，甚至推崇到"六经钤百病"的高度，其优劣得失，是值得我们深入反思的。

五、"传变""合病""并病"新解

传变：是医生治疗外感病时，必须对患者做出的判断。尤其是在应对突发传染病大范围流行，患者人数激增之时。仲景在开篇第 4、5 条就记载了如何判断疾病传变。

第 4 条：伤寒一日，太阳受之，脉若静者，为不传；颇欲吐，若躁烦，脉数急者，为传也。

第 5 条：伤寒二三日，阳明、少阳证不见者，为不传也。

举例说明判断"传变"的重要性。2020 年 1 月 29 日，当我进入华中科技大学同济医学院附属协和医院西院区的病房时，感染新型冠状病毒患者批量而至，在没有特效药物，医疗资源极度匮乏的情况下，要想挽救更多的患者，降低病死率，就一定要判断"传变"，识别那些有可能进展为"危重症"的患者，重点进行干预，因为一旦进展为危重症，死亡率将显著升高。这个在现代医学急诊和 ICU 医学里叫"危重症预警"。对于那些不会发生传变的，可以先"放一放"。这种临床思维同样适用于大型车祸、地震、泥石流、爆炸等大型公共卫生事件，在创伤领域叫作"检伤分类"。

判断"传变"，比判断患者病情的危重程度，更能显示医生的水平。对感染新型冠状病毒患者的病情进行分级很容易，按照标准就能分出普通型、重型、危重型。但判断"传变"，能发现那些游走在"重型"和"危重型"之间灰色地带的患者，对这些灰色地带的患者进行强力医疗干预，便有望阻断疾病进展，降低病死率。

在武汉抗疫初期，还没有可供临床一线医生参考的比较成熟的"危重症预警指标"；在抗疫中期，国家卫生健康委员会提供了"危重症预警指标"供参考，但要借助 CT、血气分析、血常规、炎症因子测定等，在医疗资源极度匮乏时很难实现。而中医学传统的诊查经验如望诊神色、闻诊语声、切脉，以及上述仲景的第 4、5 条，都发挥了很大的作用。

一般注家会用第 5 条来解释第 4 条，但这样理解第 4 条，就埋没了此条的意义。第 4 条判断外感病是否传变为重症，从三方面来判断：①胃气；②意识；③循环。

后两者在急诊领域及 ICU 领域广泛应用，各种评分分级表中都会涉及"意识"和"循环"，随着脓毒症 3.0 诊断标准（Sepsis 3.0）推广而流行的 qSOFA 诊断法，也包含了"意识"和"循环"这两项。而从"胃气"判断患者的病情危重程度及是否要发生传变，是中医学特有的，且是优势非常突出的，也是现代医学 ICU 在不断想办法研究的领域。

对外感病而言，发生"传变"的概率是多少？如果发生"传变"，传到什么地步为止？会把六经都传一遍吗？

答案是，在任何一个现代医学角度病原微生物明确的外感病中，不论是暴发的传染病，还是散发的感染性疾病，轻症占大多数，即大多数患者不会发生传变，在"太阳病"阶段自愈或治愈（如轻型感染新型冠状病毒患者）。一部分患者会传变，出现"少阳病"或"阳明病"症状时，及时治疗即可（如普通型、重型患者）。少数患者因为延误治疗、治疗不当、基础病太多，进一步传变，出现三阴病表现（如一部分危重型感染新型冠状病毒患者，还有一部分危重症患者，属于叶天士说的"逆传"，发病即为重症，这种发病类型，仲景虽没有明确提出，但条文有所体现）。

几乎没有哪一种疾病，可以完整地把六经都传一遍。

六经病的传变顺序，没有固定的规律。一般发病即为阳病的，在三阳病范围内传变；发病即为阴病的，在三阴病范围内传变。

三阳病和三阴病之间，基本不存在自然的传变关系。只有少数情况发病为阳病，最终传变为阴病，这种情况多是由于"延误治疗"和"不恰当的医疗干预"，连接上了"三阳病"和"三阴病"之间"传变"的桥梁。

合病：病邪炽盛，发病即出现多个系统受损，就像脓毒症出现序贯性的多脏器损伤一样，治疗应"重拳出击"。

并病：外感病过程中又出现了其他的病症，且不是本外感病应该出现的病，两病的症状叠加，给医生以"病情骤然加重"或"变得复杂"的感觉。治疗时要分清两病所在，避免被假象误导。如伤寒病遇上月经，出现热入血室，即是一种"并病"。

"合病"和"并病"，都属于疾病传变的一种表现形式。

六、"汗、吐、下"三法新解

汗、吐、下三法是《伤寒论》中出现频率最高的治法，也是出现不恰当使用最多的治法。《伤寒论》全书主要围绕这三种治法展开，王叔和整理版通过"不可发汗""可发汗""发汗后""不可吐""可吐""不可下""可下""发汗吐下后" 8 类，重新归纳了《伤寒论》的条文，以便于临证检索。这 8 类中有 4 类都是"汗法"相关的，与"太阳病"最常见且篇幅最长，是一致的。

汗、吐、下三法并非仲景首创，出汗、呕吐、腹泻和排尿，作为最常见的生命现象，早就被先民们用于祛除病邪，在《素问·热论》中已将发热性疾病的治疗总结为"其未满三日者，可汗而已；其满三日者，可泄而已"。

仲景推荐使用的药物发汗法，代表处方是麻黄汤、桂枝汤。行文中提到的"不可汗""先发其汗"等，特指使用麻黄汤类峻猛发汗药。书中提到其他原始古老的发汗法有熨、温针、烧针、火劫、火熏、灸法，但涉及这些原生态发汗法的，主要是介绍使用后的不良反应，或因使用原生态发汗法导致病情恶化。

仲景推荐使用的下法，代表方是大承气汤，以及变化出的小承气汤、调胃承气汤，特殊适应证的白散、大陷胸汤（丸）、十枣汤，润下的蜜煎导、猪胆汁导。仲景批判的下法是一种"丸药"，是含有巴豆之类大热之品的成药。行文中提到"不可下""下之"，特指峻猛泻下之大承气汤，以及当时流行的含有巴豆的丸剂。

仲景推荐吐法的代表方是瓜蒂散，但吐法和瓜蒂散，无论是在《伤寒论》中，还是在后世医家的医疗记录中，使用频率都非常低。

七、"主之"新解

"主之"二字，作为仲景推荐病症主方时之用词，在《伤寒论》398 条中出现150 余次，如"桂枝汤主之""麻黄汤主之"；与"主之"一样用于推荐处方之用语，尚有"宜"，如"救里宜四逆汤""救表宜桂枝汤"，共出现 40 余次；此外，尚有几处用"与"字，如"舌上白苔者，可与小柴胡汤"。曾有医家解释：仲景用"主之"时，处方推荐力度最强，基本上"用此方必愈"；用"宜"时，则推荐力度较"主之"

弱，使用此方后"或不一定痊愈"，在使用此方时仍可商榷。

从处方的推荐力度来区分"主之"与"宜"，合乎《伤寒论》语境。但若云"某方主之"，则"用此方必愈"，则会导致对《伤寒论》之误读。

以我之见，误读之后最显著的影响，就是开启了中医学术千年不解的"寒温之争"。

将"太阳病，头痛发热，身疼腰痛，骨节疼痛，恶风，无汗而喘者，麻黄汤主之"，解读为外感病见此症，用麻黄汤必能一汗而愈。殊不知能经麻黄汤一汗而愈者，多为轻症、自限性的外感病，而病情稍重一些的，即使在正确的时机、正确地使用了麻黄汤，亦不会一汗而解。对此，仲景在《伤寒论》中已有明示，如"发汗后不可更行桂枝汤"，对于发汗后"汗出而喘无大热者"，就该换用麻杏石甘汤了；对于发汗后"大汗出，大烦渴不解，脉洪大者"，就该换用白虎加人参汤了。

所谓"寒温之争"，究其实质，是"两类病"之争，一类病是能使用辛温发汗药（如麻黄汤）一汗而解的病，这类病被称为"伤寒"（这种病实质是"轻症"和"自限性"的感染性或传染性疾病）；一类是不能使用辛温发汗药（如麻黄汤）一汗而解的病，这类病被称为"温病"（这种病实质是"稍重一些的""即使治疗恰当也会进展"的感染性或传染性疾病）。吴又可说："是以业医者，所记所诵，连篇累牍，俱系伤寒，及其临证，悉见温疫，求其真伤寒百无一二。"吴又可认知里的"真伤寒"即上文提到的"轻症"和"自限性"的感染性或传染性疾病。

因历代操医术者，能穷究医典探寻医理者为极少数（留下医疗文字者亦此少数人），大多数为执数方以治病者。对于病情稍重的外感病，但见麻黄汤一汗热不退，便二次、三次发汗，而不知变化应对之方，遂至误治累累，变证百出。优秀的医学家目睹误治惨状，遂极力著述申辩寒温之别，发明稳妥之新方，以减少生灵涂炭。寒温之争，由此而生。所拟新方因组成复杂，不再由单一辛温之性构成，故新方更加"稳妥"，适应范围更广，不当使用后"不良反应"轻微，遂被广为接受，而辛温发汗之"麻黄汤""桂枝汤"逐渐废用。因《伤寒论》所载发汗方之废用，《伤寒论》亦渐被视为不合时宜之典籍，自宋以后言治外感病者渐成一新派别——"温病"，《伤寒论》之研究亦开始局限于"书本"之研究。

西学东渐以来，中国积弱之势顿显，有识之士均欲改变旧有局面，认为社会"麻木"之甚，必赖"猛药"。其表现在中医界，外有西方文明与西医之冲击，内有人民不再满足于当前的医疗水平，亟须寻找提升之道，《伤寒论》因其朴实无华，不奢谈医理，无"和稀泥"痕迹，方药峻猛，用之得当疗效卓越，用之不当副作用剧烈，符合"时代精神"需求，遂再次被提倡。提倡伤寒之学者，又将《伤寒论》方广泛应用于当时的传染病如肠伤寒、猩红热、麻疹、霍乱的救治。

上述谈了寒温之争的背景和源流，在此有必要举一个近代医学史上关于猩红热治疗用药的例子以为佐证。赵绍琴先生在《赵文魁医案选》中叙述其父事迹云："20 世纪 20 年代末到 30 年代初，北京燥热成疫，猩红热流行甚烈，先父日夜应诊，出入于病家之中，阐禁用辛温发表之理，主以重剂石膏辛凉清解，致使当时的卫生局发一禁令，凡治疗猩红热的处方中有麻、桂、羌、独等辛温发表药者，一律拒绝付药。这对避免误治起了很大的作用。"但在同时代名医王石清看来，发布禁令限制辛温药有其弊端，据《王石清医论医案集》一书中，王石清弟子李鸿祥追忆："彼时瘟疫流行，因患是症者颇多。无胆识者，则感棘手。惟先生独创用麻杏石甘汤加减，以为白喉、猩红热、肺炎之要方。清末时有太医某尝于药肆粘贴告示禁用麻黄，恐其辛温发汗，致后学望而生畏，不敢一试。故先生初用此方，尝遭非议，或惊而咋舌。先生一生秉活人济世之心，放胆用之，每获效辄登诸'医药月刊'，由是此方畅行矣。"

至此，《伤寒论》方在宋以前广泛用于各类外感病之救治；宋以后又因《伤寒论》方误用的不良反应，被批判弃之于重大传染病、感染性疾病之外（此风迄今未泯）；民国时期因局势特殊，《伤寒论》方再次广为应用于重大传染病救治；近时因公共卫生事业发展，传染病得到有效控制，寒温之争渐被搁置。而从事中医教育者，不得不调和历史之矛盾，遂沿用"广义伤寒"与"狭义伤寒"之区别，以期息事宁人。

自中医教学广泛开展以来，围绕着"经方"或"伤寒论"这个话题而撰写保留的临床医案存在较大偏倚，对于使用经方后的疗效描述，常见"一剂热退""覆杯而愈""一剂知，二剂已"字句，只因这些医案的撰写目的，为教学示范性质，示范经方之使用法，显示经方疗效之可重复性。虽然医家撰写这些医案的初衷并无不妥，但历经无数医者如此反复教学示范，使从事中医临床者形成一种趋势，对于发热性疾病总追求"一汗而愈"之速效，对于不能一方而愈的，多反复寻找自身原因，归咎于"辨证不准""选方不当"。甚至，参与ICU疾病会诊的医家，在讲述医案时也多次标榜"一剂热退"。

"某方主之""一剂热退"固然可喜，此不仅为病家之福，亦是医者之理想。但医事维艰，自秦越人发出"人之所病，病病多；医之所病，病道少"感慨以来，此局面并无太大改观，对于ICU危重症患者而言，救治复杂，需要制订合理"战略"，有序开展治疗，各治疗方案之间衔接时机如何、使用力度如何，均为成熟之医家不得不反复考量，失之毫厘则生死立判，此又是一方即可"主之"而愈乎？

愿读《伤寒论》者，勿将"主之"二字视为"用此方必愈"，而将学习精力置于用"主之"之方不愈后的应变之法，此正是仲景不厌其烦，再三叙述之"若下之""若汗后""若吐后"病不解等之处理。正因《伤寒论》有此系统完整之应变之法，故其最贴合临床疾病之复杂多变性，称为中医界最实用之典籍。

八、"经方"新解

经方现特指张仲景方，为近年中医界热门领域。此处将"经方"单列一题，只为说明，"经方"不等同于《伤寒论》。

仲景方法度森严，耐人寻味，"经方"概念的提出及其临床的不断推广应用，是后世医家对仲景学术的重要发挥。"经方"现今已超越学术范畴，围绕着"经方"而发展起来的学术论坛、教育培训、书籍出版、汉方颗粒等，已经是一系列蓬勃发展的产业。"经方"事业的发展，极大地促进了中医学术的繁荣。《伤寒论》一书也有赖"经方"疗效之高度可重复性而流传不衰。但这些均不等同于《伤寒论》原本含义已经得到了很好的发展继承。

学用"经方"是提高临床治病水平的关键方法之一，这是从"实用性"而言；而关于仲景《伤寒论》原始意义之探寻，是从学术研究"求真"而言。切于"实用者"受众广，而探究"真与不真"者，受众寡。但从学术发展之需求来看，二者无轻重主次之分，应并行而不废。

我曾撰专文《探析"经方"概念之源流演变兼论"经方""时方"之争》，梳理了"经方"概念的源流演变，《汉书·艺文志》所说"经方"是对一类书籍的统称；汉代至宋代所云之"经方"与《汉书·艺文志》同义；宋到明清之际，"经方"含义逐渐变化，民国以后则特指仲景方，"经方"含义的演变有其特定的时代背景，此处不作赘述。我所要倡导的是，研究"经方"的医家，在发表相关论著时，能有意识区分何为"仲景及《伤寒论》本义"，何为"发展发挥"，勿再以"临床疗效"作为探讨"仲景及《伤寒论》本义"之主要证据。

九、"度量衡"新解

《伤寒论》之度量衡历代有争议。1981 年考古发现了汉代度量衡器"权"，上海中医药大学柯雪帆教授，据此推算研究了仲景方之剂量。此后对于仲景方之剂量研究，由文献考证研究转而为实物研究，研究成果陆续问世，如范吉平教授等曾就经方剂量问题，实证研究并撰写了专著《经方剂量揭秘》。此处引用著名临床家李可先生提供之剂量换算，李可之剂量换算乃据柯雪帆之研究成果，并经反复称量核实而得出。

斤＝250 克（或液体 250 毫升，下同）

两＝15.625 克

升＝液体 200 毫升

合＝20 毫升

圭＝0.5 克

龠＝10 毫升

撮＝2 克

方寸匕＝2.74 毫升（金石类药末约 2 克，草木类药末约 1 克）

半方寸匕＝一刀圭＝1.5 克

一钱匕＝1.5～1.8 克

一铢＝0.7 克

一分＝3.9～4.2克

梧桐子大＝黄豆大

蜀椒一升＝50克

葶苈子一升＝60克

吴茱萸一升＝50克

五味子一升＝50克

半夏一升＝130克

虻虫一升＝16克

附子一枚，中者＝15克，大者＝20～30克

乌头一枚，小者＝3克，大者＝5～6克

杏仁大者十枚＝4克

栀子十枚＝平均10枚15克

瓜蒌大小＝平均1枚46克

枳实一枚≈14.4克

石膏鸡蛋大一枚≈40克

厚朴一尺≈30克

竹叶一握≈12克

　　除了剂量涉及的度量衡问题，《伤寒论》还涉及时间的计算方法。在病程方面，以"日"为计量单位，与今日无异；在病情监测时间点及服药变化方面，有"晬时脉还"，"晬"指按服药刻下时间点算起至24小时；"一宿乃下"，"一宿"即一晚上。在药物的煎煮方面有"减二升""煮取三升"等，是通过煎煮水液蒸发的量来预估时间，此法受火力、锅之口径、开盖还是加盖等问题影响，难以用今日度量进行量化，阅读《伤寒论》时能意识到这些"量化""标准化"的精神即可。

　　临床使用仲景方如何采取剂量换算危重患者应敢于用原剂量，甚至超乎原剂量，而门诊慢性病患者，一定要学会对剂量的"克制"，完全以病情之客观需要，患者药费承担能力，合理选择剂量。提倡经方原方、原比例、原剂量使用的"经方派"医家，是对经方事业的拓展，不宜批判也不宜过度提倡，每一个特色明显的学术

流派存在，都是为维护中医学术生态的稳定性做贡献。

十、"注家"新解

注家，指研究《伤寒论》的学者，既包含完整注解全书者，也包含其他形式的汇编、专题阐述者。《伤寒论》的注解大概近千家，具体数字难以详考。此处对《伤寒论》的研究进行一个简单的归类。

1. 以宋校正医书局为分水岭

宋代校正医书局校正以前，《伤寒论》在民间以各种形式流传，对于仲景及《伤寒论》之研究，主要围绕着如何治疗"伤寒病"展开。经宋代官方校正以后，以成无己之《注解伤寒论》成书为起点，开启针对《伤寒论》"这本书"的研究，此后历代医家前仆后继，发挥日渐深入，切入角度各有不同，极大地促进了"伤寒学派"的发展壮大，仲景也逐渐被尊为"医圣"，此派研究的影响至今不绝。

2. 以近代西学东渐为分水岭

西学东渐以前，无论如何注解发挥《伤寒论》，均是在中国传统医学和哲学范畴内展开，但现代医学传入亚洲之后，对中医学形成了巨大的冲击，研究《伤寒论》者开始有另一种医学体系作为参考。现代医学对中医学的冲击先在东瀛（现日本）发生，东瀛医家也是率先思考在现代医学冲击之下，中医学（后改称"汉方医学"）如何生存发展，其中一项重要的工作是结合现代医学新知，重新审视中医经典著作。关于《伤寒论》一书最具代表性的成果，是汤本求真出版于 1927 年之《皇汉医学》。汤本求真是现代医学科班毕业，又转而为汉方医学临床家，其著作见解深刻。在汤本求真之后，凡是采用中西汇通之法注解研究《伤寒论》者，罕有出其右者。在西学东渐之后，即使是不采用现代医学知识注解《伤寒论》的医家，在撰写医学著作进行医理发挥时，亦会有所考虑，尽量不出现明显违背"科学"之论。赵洪钧的《伤寒论新解：〈伤寒论〉的科学反思》则在中西医汇通基础之上，借助哲学逻辑学对《伤寒论》进行了深刻的剖析，在众多研究者中独树一帜。

3. 以第一版院校《伤寒论》教材为分水岭

在此之前，《伤寒论》之研究均是一家之言，如何发挥都可以。但在院校教育作为中医学教育的主体之后,将《伤寒论》作为教材开设课程,先要考虑"系统性""条理性""可解读性",《伤寒论》中许多没有处方的条文,常不符合上述要求。但《伤寒论》中含处方的条文及处方之内容,非常符合上述要求。因此,提出了"《伤寒论》是张仲景人以辨证论治规矩的经典一书",更加注重对仲景方的研究、应用和考核。由此催生"经方"研究和使用的热潮,加之传染病逐渐被有效控制,将《伤寒论》的理法方药直接用于感染性疾病的机会在减少,中医面临的疾病种类转为内科杂病、慢性病的治疗,对《伤寒论》的研究也更加注重如何将其中的"经方"拓展到内科病及慢性病的治疗上。

4. 以重症医学发展后的《伤寒论》研究为分水岭

在 ICU 这门临床学科诞生之前,重症疾病的治疗水平非常有限。随着医学技术的发展,ICU 学科的兴起,如现代医学对危重症患者,出于提升疗效的需要,越来越注重对生病的"人"的整体治疗和个体化治疗,随之医疗理念也不断更新,与中医传统理念的吻合之处也越来越多。在现代 ICU 的医疗中,很容易遇到仲景条文中所描述的疾病状态,所谓的"千古疑难厥阴病"等,早已变得不再疑难,结合重症医学实践体会研究《伤寒论》开始萌芽,如郭任早在 2009 年即发表论文《伤寒六经病变本质探究》,引入了 ICU 领域的"局限炎症反应综合征""全身炎症反应综合征""代偿性抗炎反应综合征""弥散性血管内凝血""休克""多器官功能障碍综合征"等概念,以探讨《伤寒论》"六经病"的实质;近年有付兴等发表的《从全身炎症反应综合征 / 代偿性抗炎反应综合征思考〈伤寒论〉六经内涵》,熊兴江发表的《〈伤寒论〉与急危重症——基于 CCU 重症病例及中西医结合诠释经典条文内涵、经方剂量与六经实质》等,上述学者均是吸收了重症医学的发展成果以探讨《伤寒论》。截至 2021 年,现代医学已经非常成熟,经过历次突发公共卫生事件,ICU 作为一个重要的科室也日益被世人所关注,ICU 的理论体系和临床思维基本成型。我们所处的这个时代的现代医学学术水平,比起汤本求真的年代已经不可同日而语,对于《伤寒论》更优秀的注解,也一定会陆续涌现,而本书聊以抛砖引玉罢了。

2022 年 5 月 19 日补述:笔者孤陋寡闻,本书修订时,始获知杨麦青先生及其著作，通览其著作《伤寒论现代临床研究》，深为其临床救治急性重症传染病之深入实践所折服。笔者浅见与杨先生最重要的吻合之处在于"六经病是对于急性感染性疾病共性病理过程之概括"，杨先生通过多种传染病之救治实践以及实验研究，佐证仲景六经辨治之科学性与先进性，见识超出其所处之时代，遂有卓而难群之结局。我与杨先生之差距在于我更多的是"空的思想"，如果我的著述有所长处，是借助 ICU 的发展及危重症病理生理研究的细化，这是时代所赋予的。与杨先生的最大不同在于，我更侧重于揭示"六经"的不完美性。这得益于公共卫生事业的发展及对传染病的严格防控，杨先生所经历的传染病现已罕见，故其从六经辨治角度总结的临床治疗经验和具体案例，显得弥足珍贵。杨先生尝试通过基础实验探索"六经"背后的病理实质是超前的，如果在现今延续这些实验，借助当今以及未来现代基础医学的新成果，实验探索将会更加明晰。杨先生将六经辨治与计算机程序相结合的设想，即是他所处年代的新潮，至今看来仍是热点，可以纳入今天医学领域的人工智能发展研究。

十一、张仲景事迹及《伤寒论》撰写、流传、版本

张仲景，汉末荆州南阳郡人[①]（今河南省邓州市），荆州郡治所在襄阳（今湖北襄阳，距离邓州市不足 100 公里）。大约在东汉初平四年（193 年）或兴平元年（194年），荆州刺史刘表招募贤良豪杰，设立学校，博求儒术，天下贤能杰出之士先后聚附荆州，仲景也在此列[②]。

荆州下属的长沙郡守张羡，与刘表不和睦，最终叛乱，刘表大约于建安六年（201年）平定长沙叛乱[③]。叛乱平定后，刘表委任仲景为长沙太守[④]。仲景在长沙太守任上完成《伤寒杂病论》的撰写[⑤]。

仲景所撰写的《伤寒杂病论》，是根据自己的临床经验结合前代医籍，汇总而成。比如仲景序言中所说的"乃撰用《素问》《九卷》《八十一难》《阴阳大论》《胎胪药录》并平脉辨证"，即提到了 5 本所参考引用的典籍，分别是《素问》《灵枢》《难经》《阴阳大论》《胎胪药录》[⑥]。我们现在看到的《伤寒论·平脉法》中，即有仲景所汇总保留的西汉时期的医学典籍[⑦]。

大约在建安二十四年（219 年）仲景去世[8]。此后由于岁月不宁，《伤寒杂病论》的传抄者众多，因此散乱。汉代的著作大多数写于竹简和木卷，书简散乱是非常常见的。但散乱不等于失传，如果失传，也就不会有我们今天所看到的《伤寒论》和《金匮要略》了。传抄的结果是社会上流传了许多《伤寒杂病论》的传本。

在《伤寒杂病论》散乱后 2～5 年，魏太医令王叔和加以整理撰次[9]，王叔和是在黄初元年至青龙三年（220—235 年）期间完成的整理工作[10]。王叔和完成《伤寒杂病论》整理时，距离仲景去世不过 20 年上下，故王叔和的撰次本，与仲景原著最为接近。

仲景著作从王叔和整理之时起，至北宋林亿等校定颁行，历时 800 余年，期间传本歧出，书名互异。但在经籍目录中出现最多的名字是"《仲景方十五卷》王叔和撰次"，此书即王叔和所整理的仲景著作，保留着《伤寒杂病论》的全部内容或主要内容。此书唐代犹存，至五代分散，五代战乱频繁且刻板印刷术普及，种种因素均导致书籍易于分化离析。因此，也就有了流传于现今的各种版本。现据李顺保先生之研究成果，罗列目前能看到的《伤寒论》的主要版本如下。

敦煌本《伤寒论》，敦煌莫高窟藏经洞发现的《伤寒论》抄本残卷。

康治本《伤寒论》，日本康治二年（1143 年）沙门了纯抄本。

康平本《伤寒论》，日本康平三年（1060 年）国医丹波雅忠藏本。

《金匮玉函经》，北宋治平三年（1066 年）校正医书局校正本。

高继冲本《伤寒论》，荆南国节度使高继冲藏本，于淳化三年（992 年）收编入《太平圣惠方》中。

唐本《伤寒论》，唐孙思邈收编于《千金翼方》中的《伤寒论》。

宋本《伤寒论》，北宋治平二年（1065 年）校正医书局校正本，明万历二十七年（1599 年）赵开美影刻本（《仲景全书》）。

《注解伤寒论》金成无己注，明万历二十七年（1599 年）赵开美影刻本（《仲景全书》）。

《伤寒论》学者和专家取得共识，一致认为以上八种《伤寒论》版本是《伤寒论》的原始古传版本。此外，《伤寒论》无系统，散见于《脉经》《千金要方》《外台秘要》等医籍中，今不作《伤寒论》版本论。20 世纪 30 年代后，在国内陆续发现《桂林古本〈伤寒杂病论〉》（又名《白云阁本〈伤寒杂病论〉》）、《长沙古本〈伤寒杂病论〉》（又名《刘昆湘本〈伤寒杂病论〉》）、《涪陵古本〈伤寒杂病论〉》三种，众学者皆言为"伪书""赝品"，但因证据不足，尚难定论。

宋代林亿校定仲景著作时，选用的版本被称为"宋本伤寒论"，目前宋本《伤寒论》逐渐被推崇为标准本和通行本。但是在学习《伤寒论》时，如能结合其他版本一起研读，则获益更多。

现代通行的宋本《伤寒论》中，保留了许多流传中的历史痕迹，如"避讳痕迹"，"大便必鞕"是避隋文帝杨坚之名讳，将"坚"写为"鞕"；如后人的"增补痕迹"，钱先生明确指出第 30 条、第 178 条为后人所增，且增补的时间在隋以后、北宋治平二年（1065 年）以前。这些知识虽然无关于《伤寒论》的临床应用，但作为深入学习这本著作的延伸知识，是有了解必要的。

按：张仲景事迹及《伤寒论》撰写、流传、版本，主要依据钱超尘先生《〈伤寒论〉文献通考》之资料整理，钱先生之著作代表了中医学界对张仲景生平及《伤寒论》流传版本的较全面的认识。近年史学界涉猎医学研究渐多，阅读这些著作有利于我们从多个视角认识张仲景和《伤寒论》，代表学者和著作有余新忠《医圣的层累造成（1065—1949 年）——"仲景"与现代中医知识建构系列研究之一》等。

注释：

①仲景籍贯：《太平御览》卷 722 云："《何颙（yóng）别传》曰：同郡仲景，总角造颙。"何颙史料丰富，籍贯明确是南阳郡，因此确认仲景祖籍为南阳郡。

②仲景前往襄阳依附刘表：仲景断言过王粲的病，而王粲史料丰富，明确其曾往荆州依附刘表，而仲景为王粲望诊断病的时间，适逢王粲身居荆州期间，钱先生因此推断仲景也在荆州襄阳依附刘表。

③刘表平长沙张羡叛乱：刘表平张羡及其子叛乱，《后汉书》及《三国志》零散记载。

④仲景任长沙太守：唐代的《名医传》首次记载仲景为长沙太守，此前未发现任何文献记载此事，刘表平定长沙后，新委任的太守是谁，也没有史料记载，钱

先生因此推断在建安七年,任命仲景为长沙太守。

⑤仲景于长沙太守任上撰著:由《伤寒论·序》可知,此书在建安十年之前写完,钱先生认为16卷的书大概非一年能写完,因此推测此书是仲景在建安七八年间,长沙太守任上完成。

⑥引用汇总前代医籍:钱先生通过音韵学分析,认为《伤寒论·平脉法》中的"问曰:脉有三部,阴阳相乘……为子条记,传于贤人"等段落,是写成于西汉时期的。仲景汇总前代典籍,证据明确。

⑦仲景原书有《平脉法》:《脉经》卷五明确指出了,"问曰:脉有三部,阴阳相乘……为子条记,传于贤人"是"仲景论脉",因此仲景原书有"平脉"一节,证据明确。

⑧仲景去世时间:钱先生认为仲景卒年不可确考,但仲景年龄介于王粲和曹操、刘表之间,通过王、曹、刘三人去世时间推测,仲景卒年在建安(196—220年)的最后三四年是比较可信的。

⑨魏太医令王叔和整理撰次:王叔和在《脉经》自序中,高度评价了仲景本人及其著作的严谨实用,序言中有"遗文远旨"一句,钱先生据王叔和评价仲景之语气及"遗文"二字,认为王叔和亲见过仲景著作且对仲景为人为医了解的非常透彻。皇甫谧在魏甘露三年(258年)写《针灸甲乙经·序》时提到"近代太医令王叔和",由此钱先生明确王叔和是魏的太医令。

⑩王叔和撰次时间:皇甫谧在魏甘露三年(258年)写《针灸甲乙经·序》时,王叔和已经完成整理工作,钱先生根据中国人的传统心理和共识,称为"近代人"者,也得在20～30年以上,取其中为25年,那么王叔和至少在233年就已完成。此外,《三国志》记载了魏黄初二年至青龙四年间(221—236年),多次颁布政令鼓励文化发展和书籍整理编纂,这为整理遗文旧典提供了较好的客观条件(作者按:钱先生还有一条证据是通过目录学考证得出,因考证涉及资料庞杂,且我反复阅读认为此证据并不充分,故不再录出,有兴趣可阅读《〈伤寒论〉文献通考》原著,学苑出版社1993年版,第14—45页;第417—420页)。

辨太阳病脉证并治（上）

太阳病篇是《伤寒论》中篇幅最长的一篇，主要论述了三个方面的问题：①太阳病（各类外感病初期，包括慢性基础病患者罹患外感）的发汗方法及禁忌证；②太阳病发汗后没有治愈，后续出现的纷繁复杂的变证的应对方法（包括发汗后，转而以慢性病症状更为突出的情况）；③"太阳病 - 伤寒"和"太阳病 - 中风"两个比较具体病的治疗经验，包含了各种不恰当的发汗法、下法、吐法，所引起的变证的处理。

因大多数感染性疾病、传染病，轻症患者较多，因此"太阳病"患者群体最多，遇到的个体化情况（如体质差异、基础病差异）也就越多，篇幅也就越长。轻症患者在"太阳病"阶段即可自愈或治愈。

1. 太阳之为病，脉浮，头项强痛而恶寒。

新解：这是"太阳病"的总纲，此条总纲包含了绝大多数外感病的初起症状，普通的感冒、流行性感冒、登革热、新型冠状病毒病，都可能出现这些症状和体征。所以"太阳病"是个笼统的概念，是对外感病早期的一个概括，可以称作"外感病早期综合征"。

如果一个患者只诊断到"太阳病"，而没有其下更细化的分类辨证，那么治疗方案只能确立一个大方向即"散邪"。具体怎么个"散邪"法，不知道。该用何方何药？更无从谈起。《伤寒论》阳明病、少阳病等其他五个病，也是类似的道理。

2. 太阳病，发热，汗出，恶风，脉缓者，名为中风。

新解：这是对第 1 条的细化诊断，太阳病还要具体看是在哪种病里出现的。如果在太阳病总纲（脉浮，头项强痛而恶寒）的基础上，又出现了汗出、恶风、脉缓，就可以明确诊断为"中风病"了。

但是"中风病"也会有不同阶段，发病前 2 天可能属于"太阳病"范畴，1 周以后还没好，可能就不是"太阳病"范畴，而是"少阳病"或其他范畴了。

3. 太阳病，或已发热，或未发热，必恶寒，体痛，呕逆，脉阴阳俱紧者，名为伤寒。

新解：这也是对第1条的细化，太阳病还要具体看是哪种病。如果在太阳病总纲（脉浮，头项强痛而恶寒）的基础上，又出现了恶寒、体痛、呕逆、脉阴阳俱紧，就可以明确诊断为"伤寒"病了。患者来就诊时，可能已经出现了发热；也可能还未发热，看完病回去才开始发热。

"伤寒病"也会有不同阶段，发病前2天可能属于"太阳病"范畴，1周以后还没好，可能就不是"太阳病"范畴，而是"阳明病"或其他范畴了。

4. 伤寒一日，太阳受之，脉若静者，为不传；颇欲吐，若躁烦，脉数急者，为传也。

新解：紧接着上面开始叙述一个具体的疾病，即"伤寒病"的传变规律。伤寒病是仲景遇到的一种传染病，就如新型冠状病毒病一样，大多数伤寒患者是轻症，可以自愈；部分患者病情会进展为重症、危重症，此处是对重症和危重症的预警。

伤寒病第1天，多是太阳系统（用系统比"部位"稍贴切一点）发病（太阳系统发病后即为"太阳病"）。如果脉象还比较和缓，就是一个比较轻的患者，一般不会出现进一步传变，也就不会出现其他系统受累。如果患者出现了以下表现：比较严重的恶心欲吐症状（饮食废止），躁烦（意识改变），脉跳得很快（后面条文"脉数急"），则病情会继续进展。

此处的"太阳"是一个生理概念，既包含了手足太阳经脉所经过的区域，也包含了一些非此二经的区域，是一个比较笼统的生理概念，就如现代医学的"循环系统""免疫系统"之类的，是人为划分的一个界限，解剖并不能完整地切分出来。

其他的阳明、少阳、太阴、少阴、厥阴，以及阳明病、少阳病、太阴病、少阴病、厥阴病，均参照"太阳"和"太阳病"的解释。

【延伸阅读】张仲景原意为叙述一个具体的病：此处一定要注意，仲景的本意是叙述一个具体的疾病，此处，我们引用现代医学病原学概念加深理解。仲景想论述的是一个"病原"固定的疾病（比如新型冠状病毒病），针对这个"病原"一致的疾病群体的传变和救治规律进行总结。

此处，引入现代医学"病原学"概念只是为了便于理解，并不恰当。因为仲景时代人们对疾病的认识，并不是从微观病原体认识的，而是从宏观病原认识的，会将"寒""风""湿"之类的当成病原。因为没有微生物学知识，没有显微镜，所以仲景所论述的每一个具体的疾病，其实都包含了现代医学视角下的多种急性传染性、感染性疾病。这是其"落后性"的体现，也是后世医家遇到很多"新病种"时，《伤寒论》的疾病规律和治疗经验不能全部适用的原因之一。但这同时也是仲景以及其所代表的中医学的"先进性"。

【延伸阅读】《伤寒论》的先进性："新病种"是会不断产生的，如严重急性呼吸综合征（SARS）、中东呼吸综合征（MERS）、新型冠状病毒病。另外，每一个病原引起的病症也是不同的，比如，同一株流感病毒引起的患者发病，有的是"伤寒病"，有的是"温病"，还有的是"湿热病"。把"病原微生物"作为划分一类疾病的标准，固然便于"诊断和防控"，但并不会提高中医的"疗效和痊愈率"。张仲景及其著作《伤寒论》，是中医学针对外感性疾病共有"病理过程"进行的高度总结，并通过实践筛选出了行之有效的治疗方案。因此，在每一次出现新发传染病时，中医药治疗优势便会迅速凸显。

5. 伤寒二三日，阳明、少阳证不见者，为不传也。

新解：与上条类似。只是用"阳明证"和"少阳证"代替了具体症状。"阳明证"即指"阳明病"的相关症状和体征，"少阳证"同理。

6. 太阳病，发热而渴，不恶寒者，为温病。若发汗已，身灼热者，名风温。风温为病，脉阴阳俱浮，自汗出，身重，多眠睡，鼻息必鼾，语言难出，若被下者，小便不利，直视失溲；若被火者，微发黄色，剧则如惊痫，时瘛疭；若火熏之，

一逆尚引日，再逆促命期。

新解：患者在就诊时，前面的医生只笼统地诊断到"太阳病"这个层面，没有进一步细化到"温病"和"风温病"的层面，就贸然用了"太阳病-伤寒"的治疗方法——发汗法，结果出现了变病。温病按照伤寒法误治，历代层出不穷。误治也分不同的程度：①辛温发汗。加重了发热症状，表现为"身灼热"；若连续误汗，严重者助热伤阴会出现动血、神昏、厥脱。②用了峻猛的下法。多在发汗不愈后使用，津液损耗非常严重，出现尿少、短暂的意识丧失、小便失禁。③使用了火劫取汗法。如用火烤，或者在火烧热的地上铺上树叶，躺在上面强行发汗，这些都是远古时期留下的发汗散寒祛病的方法，使用此法可能会因发汗多助热邪出现黄疸，更严重一些的会出现高热抽搐惊厥，再严重的会死亡。

【延伸阅读】张仲景提出的风温鉴别点与后世的治疗参考：风温病其实是可以识别的，如体温虽不高，但患者表现出困倦多睡（身重，多眠睡），鼻塞流涕不通气（鼻息必鼾），咽痛说话受影响（语言难出），汗出等，这些是可以与"伤寒病"进行鉴别的。具体怎么治疗，可参考后世叶天士《温热论》、吴鞠通《温病条辨》、王孟英《温热经纬》、雷松存《时病论》。

【延伸阅读】仲景的阴阳脉法：此条"脉阴阳俱浮"涉及仲景的阴阳脉法，后世医家对仲景的阴阳脉法多有研究，如李士懋在《平脉辨证仲景脉学》一书中指出："脉之阴阳有二解，一是浮为阳，沉为阴；一是寸为阳，尺为阴。"陈建国在《仲景阴阳脉法》一书中指出："右脉为阳，左脉为阴。"但至今仍难定论。此处的阴阳指的是部位。

7. 病有发热微恶寒者，发于阳也；无热恶寒者，发于阴也。发于阳，七日愈，发于阴，六日愈。以阳数七、阴数六故也。

新解：这是仲景根据临床经历总结疾病的发病规律和自然病程。"发热微恶寒者，发于阳也；无热恶寒者，发于阴也"一句将感染性疾病、传染性疾病中，最关键的两种发病类型一语点破。即使是同一种病原微生物致病，发病类型也会有所不同，患者起病表现为"发热微恶寒者"，属于"阳病"，按照"三阳病"规律传变，治疗参照"三阳病"理法方药，此类患者预后较好；患者起病表现为"无热恶寒者"，属于"阴病"，按照"三阴病"规律传变，治疗参照"三阴病"理法方药，此类患者多为危重症，治疗棘手。"七日愈"和"六日愈"宜简单理解为仲景观察到了疾病的演变可以分出时间阶段。

【延伸阅读】中医临床家对感染性疾病的分期论治：感染性疾病、传染性疾病的发病和传变都有一定的病程，不同的病，病程也不一样。历代医家治疗外感病重症患者，都注重分期用药，尤其民清医家，治疗感染性疾病经验已经非常成熟，在病历中多会提到病"一候""二候""三候"等时间节点。如《巢渭芳医话》中记载："如孙社川妻年未四旬，值四月中，伤寒两候，已成陷证，谵语、舌垢黄、中焦黑，便泄一夜三四次，目红胸痞，举家以为祟证，邀补山寺诸僧礼忏不应，又女巫画朱符咒等法，迟误至三候矣。"又如《周小农医案》有"温邪挟痰积气湿尚多，恰交三候，势防转变……"对病程的了解，有助于对疾病的下一步转归做出判断，便于指导用药阻断疾病进展。仲景所经历的瘟疫是"阳病七日愈""阴病六日愈"，这个不可能适宜所有的病。比如，新型冠状病毒病患者，多在 7～10 天开始向重症进展，因此在新型冠状病毒病的治疗中，7～10 天是病程的一个转折点，在这个转折点应格外关注病情，设法阻断疾病进展。

8. 太阳病，头痛至七日以上自愈者，以行其经尽故也；若欲行再经者，针足阳明，使经不传则愈。

新解：此条往后之条文，凡是统论"太阳病"之治疗，未详分伤寒、中风、温病者，均指各种类型的外感病早期。

此条所说的是外感病早期出现头痛，一般 7 天左右自愈，因为大多数感染病的自然病程就是 7 天。如果到了第 7 天还没好，要进一步传变，可以采用针刺足阳明穴位的方法，阻断疾病进展。仲景这个截断疾病进展的理念是非常好的，但应用于临床并不尽如人意。

现代流行一种说法"感冒 7 天就好了，如果不好，就不是感冒了，而是继发了其他病"。这种说法仲景也常说，如第 384 条"此属阳明也，便必鞕，十三日愈，所以然者，经尽故也……不愈者，不属阳明也"。

【延伸阅读】鞕：我们可能已经习惯了读成"yìng"。但此字据钱超尘先生考证，原本是"坚"，是张仲景著作流传到隋代时，避隋文帝杨坚之名讳，将"坚"写为"鞕"。

9. 太阳病，欲解时，从巳至未上。

新解：外感病的好转是一个过程，但此过程中会有一个转折点。仲景观察到阳明病好转的转折点，多在"申至戌"时。其余五经病法此。这是一个比较模糊的时间段，六经病的欲解时段有重叠交叉。患者经常会问两个问题，一个是疾病能不能治好，另一个是疾病何时能好。医生可以尽己所能地回答，但这个回答挺困难，需要艺术。

近年运气流派医家，有将"六经病欲解时"发挥为一种时间医学，如症状在"巳至未"凸显者，使用太阳病主方。这是一种创新，也是对临床诊疗思路的开拓，了解即可，不宜迷信。

10. 风家，表解而不了了者，十二日愈。

新解："风家"是指经常容易感受风邪的人，至今在临床中也很常见。"表解"是指明显的恶寒、恶风、发热等症状已经解除，"不了了"，指还是有一些比较轻微的、说不清道不明的不适症状，即患者自觉还没有恢复到此次外感发病以前的健康状态。仲景判断说，还需要 12 天就完全恢复了。

这条是对疾病的预后预判，很能展示医生的高超诊断水平，但很难学。现代医学相对还好，只要诊断是明确的，疾病未来的发展基本就确定了。

【延伸阅读】关于表证及解表法：此条"表解"是在全文 398 条中首次出现，此后第 34、40、43、46、49、51、56、61、74、91、93、124、134、148、152、153、163、164、168、170、176、217、218、225、234、252、257、364、372 条，

均出现过。张仲景是"表证"的发明者，后世在此基础上不断发挥完善，如第 152 条之"表解者，乃可攻之"，"表解"即被后世归纳出"发汗解表"法；第 163 条"表里不解者"，后世在此基础上发明出"表里双解"法，如刘守真之双解散。

11. 病人身大热，反欲得衣者，热在皮肤，寒在骨髓也。身大寒，反不欲近衣者，寒在皮肤，热在骨髓也。

新解：此条是后世医家诊治危重症患者经常引用的条文，用以鉴别"寒热真假"。虽然此条实用性很强，但应该对其适用范围进行限定，仅适用于病程较长的"危重症"患者，若用于轻症患者或疾病初期就不适宜了。比如，有过典型"伤寒 - 太阳病"经历的，都知道发病时怕冷特别明显，即使盖了很厚的被子，还是会冷得身上起鸡皮疙瘩，但摸着皮肤是非常烫的，体温可能达 39～40℃。这个时候是"寒证"没错，但要说"寒在骨髓"就不恰当了。

12. 太阳中风，阳浮而阴弱，阳浮者，热自发，阴弱者，汗自出；啬啬恶寒，淅淅恶风，翕翕发热，鼻鸣干呕者，桂枝汤主之。

新解：这条明确叙述了"太阳病 - 中风"的症状和方药。症状是轻微发热，轻微恶风寒，汗出，处方用桂枝汤。因诊断明确（病），症状明确（证），脉象明确（脉），即可明确治法和方药，推荐桂枝汤。"太阳病 - 中风"实质是一类相对虚弱的患者，得了一类比较轻的外感病。

【延伸阅读】千古第一方：桂枝汤是出现在《伤寒论》中的第一个处方，且全书中使用桂枝汤的条文非常多，很多方剂由桂枝汤衍化而出，组成此方的五个药，恰好是整部《伤寒论》出现频次最高的前五味药，因此，桂枝汤被誉为"千古第一方"。

【延伸阅读】"鼻鸣"是"打喷嚏"吗：很多注家把"鼻鸣"解释为鼻塞而呼吸有声音，日本著名的医学家和文献考据专家森立之（1807—1885 年），在其著作《伤寒论考注》中指出，鼻塞一定是鼻腔干燥的，而鼻腔干燥是阳明病，不应在此处出现，森立之通过大量的文字考证认为"鼻鸣"就是"打喷嚏"。

我不太同意森立之的看法，原因是和张仲景同时代的郑康成，在笺注《诗·邶风》"寤言不寐，愿言则嚏"时说："今俗人嚏云'人道我'，此古人之遗语也。"可见在郑玄和张仲景所处的东汉末年，人们已经和今天一样，会对打喷嚏的人说"有人想你，念叨你了"，"嚏"已经是当时人们的常用语了。张仲景岂会为了标新立异，故意将大家所熟知的"喷嚏"写作"鼻鸣"。

13. 太阳病，头痛，发热，汗出，恶风者，桂枝汤主之。

新解：凡是外感病早期，出现发热头痛、汗出、怕风（都可以参照太阳病 - 中风的治疗方案），推荐使用桂枝汤。此条是对第 12 条所述治疗方案的推广应用。

【延伸阅读】《温病条辨》第一方是桂枝汤：吴鞠通在《温病条辨》第一方即列桂枝汤，深谙仲景本义者，会发现很多温病患者初发病时，确实表现为头痛、发热、汗出、恶风等非特异性的症状。按《伤寒论》此条来看，吴鞠通在温病初起推荐桂枝汤与张仲景之《伤寒论》是一致的。但吴鞠通此举遭到许多批评，因为温病初期虽会短暂表现为"头痛发热，汗出恶风"，但其病机是温邪郁滞气机，使用桂枝汤多数会出现误用。所以，"深谙仲景本义"也不能代表真理，因仲景≠真理。能否解决临床实际问题，是验证医学书的唯一标准。后世医家看似在痛批吴鞠通，其实矛头真正指向的是仲景的第 13 条，这是批评者本人也不曾意识到的。

14. 太阳病，项背强几几，反汗出恶风者，桂枝加葛根汤主之。

新解：外感病早期，出现项背部僵紧不适感很常见（其实关节的活动范围并不见得受限制），但同时还有汗出、怕风（可以参考太阳病 - 中风治疗思路），推荐使用桂枝汤，但要加入葛根解决项背部症状。

【延伸阅读】关于"对症用药"：加入葛根是针对症状用药。我们学习中医时，总是批判"头痛医头，脚痛医脚"是低级的"对症治疗"，但临床大家们从来不吝啬于对症用药，他们非常注重在针对病机的基础上使用"对症药物"，甚至多味同类药物联合使用以"协同增效"，张简斋、施今墨、孔伯华等用药均有此特点。

15. 太阳病，下之后，其气上冲者，可与桂枝汤，方用前法。若不上冲者，不得与之。

新解： 外感病早期，使用下法，是不恰当的。可能是医生误用了泻药，也可能是患者自己吃了泻药。现在得了外感病，大多数人的第一选择是自行服药。因为大多数外感病到"七日以上""行其经尽"，确实能自愈。

吃泻药后，气机并没有下陷，反而有上冲的表现，说明还没有因误治严重到扰乱气机。但是正气已因泻下而不彰，邪气亦因泻下而略衰。可以参考"太阳病 - 中风"治疗，推荐使用桂枝汤。如果下后症状发生了变化，没有"气上冲"，说明气机已经明显被误治扰乱了，人体的正气趋势已经不再是驱邪外出了，这时就不适合用桂枝汤，而要"知犯何逆，随证治之"。

【延伸阅读】"以方类证"与"方证对应"：上述的第 12、13、15 条论述了可以使用桂枝汤的病症，如将所有可以使用桂枝汤的条文汇集在一起，便可得出桂枝汤之"方证"，这种学习方法叫"以方类证"，代表著作如徐灵胎之《伤寒论类方》，此种学习方法最容易掌握《伤寒论》方的临床应用，"方证对应"即此种方法之延伸。

16. 太阳病三日，已发汗，若吐，若下，若温针，仍不解者，此为坏病，桂枝不中与之也。观其脉证，知犯何逆，随证治之。桂枝本为解肌，若其人脉浮紧，发热汗不出者，不可与之也。常须识此，勿令误也。

新解： 这类患者得外感病 3 天了，病程虽不长，但已经接受了多种治疗。用了发汗法后，又用了吐法，或者下法，或者温针法，仍没有治好，这就治乱了，破坏了这个病原有的发展规律，成了"坏病"。"坏病"就没法说具体怎么治，因为缺少规律性。仲景只能告诉我们灵活处理，具体情况具体分析。

过度医疗现象现在也有，之所以发病 3 天就接受了这么多治疗，是因为医生胸无定见，患者又急于求成。在患者连续催促要求速效之下，医生治疗用药变得鲁莽而失去章法。疾病好转需要一个过程，高明的医疗就是因势利导，随着节奏促其痊愈。别总想着追求"一剂知二剂已""覆杯而愈"，这些应看为写书人艺术化的写作手法。

桂枝汤禁忌证：太阳病 - 伤寒。

17. 若酒客病，不可与桂枝汤，得之则呕，以酒客不喜甘故也。

新解：对于长年酗酒的患者，可能已经出现了酒精依赖或酒精损伤的相关疾病，这类人群患了外感病，即使表现出第 13 条所说的太阳病症状特点，也不能用桂枝汤。这是一类特殊人群，吃了桂枝汤会呕吐，因为这类"酒客"一般不爱吃甜的，而桂枝汤的味道恰好比较甜。仲景说"酒客不喜甘"，但是据我们的生活经验，"酒客"吃甜食并没有障碍（也许与古代酒的酒精度数低甜度高有关系，类似于现今的米酒）。

【延伸阅读】"酒客"是方言："酒客"与当今关中平原方言一致，河南至关中常有人口往来迁徙，不知哪里是本源。"麦客"用以称呼以割麦子为职业的人群；"路客"用以称呼乘车赶路的人群；"酒客"则指那些酗酒者，简直把喝酒当成了职业的人群。

18. 喘家，作桂枝汤，加厚朴、杏子佳。

新解：与第 17 条一样，第 18 条也是叙述特殊人群罹患外感病后，出现了第 13 条所述症状。这是有肺系疾病的人群，可能涵盖了现今的哮喘、慢性阻塞性肺疾病患者群，他们在外感病初期常会出现原有慢性疾病病情加重的现象，所以在使用桂枝汤时，要考虑患者的基础病，如果能加入厚朴、杏仁止咳平喘就更好了。

19. 凡服桂枝汤吐者，其后必吐脓血也。

新解：这是仲景观察到的现象。这种临床现象的背后一定是一类特殊的患者群。现在回看，已经无法理解这是一类什么样的患者（部分肺痈患者可能会有此表现）。

20. 太阳病发汗，遂漏不止，其人恶风，小便难，四肢微急，难以屈伸者，桂枝加附子汤主之。

新解：患者外感病初期，使用发汗法后，出现了汗出不止，同时还有怕风，小便短少而不畅，四肢有点拘急，屈伸变得困难。这个时候推荐使用桂枝加附子汤。

这是因为发汗后，津液损失太多导致的变证，阳随汗泄，所以变得恶风；出汗太多身体缺乏津液濡养，所以小便不利，肢体拘急。这条放在这里讲，是因为这个病症可以使用桂枝汤类方治疗。

患者起初可能是"太阳病－伤寒"，使用发汗药物过量导致上述变证；或者患者发病是"太阳病－中风"，误服了麻黄汤。仲景在桂枝汤条下所叙述的取汗方法，是临床使用发汗法，平稳取效、避免副作用的关键，不可忽视。

【延伸阅读】以知为度与 ICU 的"滴定用药"：ICU 所用的药物多为救命药，药力峻猛，使用时药量不及则达不到救治效果，药量稍过即有剧烈的不良反应，这类药物需要使用精密的输液设备，如输液泵、微量泵输注，逐渐加量观察患者反应，以达到有效而不过量，这个用药方式被称为"滴定用药"，仲景使用方剂多强调"以知为度"，如麻黄汤汗出即止后服，"以知为度"的描述较之"滴定用药"更加准确，前者是理念，后者是技术，应将此理念引入 ICU 中。

21. 太阳病，下之后，脉促胸满者，桂枝去芍药汤主之。

22. 若微寒者，桂枝去芍药加附子汤主之。

新解：可参看第 15 条，"脉促胸满"其实是"气上冲"的一种表现。但此处却特别强调，使用桂枝汤时把芍药去掉。

脉促＋胸满，是比较严重的情况，脉跳得非常快了，"促脉"比"数脉"更快，每分钟大于 140 次，这是阳虚使然。距离第 64 条桂枝甘草汤治疗的"其人叉手自冒心，心下悸，欲得按者"比较接近了，但程度还是稍微轻一点，还没有那么危急。桂枝、甘草之外，还用了生姜、大枣以散外邪，兼顾比较全面。

第 22 条是连着第 21 条说的，在第 21 条的基础上，出现了微寒（我认为"手足微寒"比较符合临床实际），还要加入附子。

【延伸阅读】高阶版的"方证对应"：第 18 条、第 20 至 22 条，以及后面一些条文的病症，均使用了桂枝汤的加减方，这些方可统称为"桂枝汤类方"，掌握类方背后灵活的病机演变，准确区别每一个方的适应证，即是高阶版的"方证对应"，后世医家又对这些处方的适应证进行不断拓展，尤其以日本汉方界贡献巨大。《伤寒论》至今风靡不衰，实赖其113方之广泛运用。

23.太阳病，得之八九日，如疟状，发热恶寒，热多寒少，其人不呕，清便欲自可，一日二三度发。脉微缓者，为欲愈也；脉微而恶寒者，此阴阳俱虚，不可更发汗、更下、更吐也；面色反有热色者，未欲解也，以其不能得小汗出，身必痒，宜桂枝麻黄各半汤。

新解：第8条说的是患外感病已经7天以上了，大概率是要痊愈了。此条论述的是那些将愈而未愈的患者。

患者症状像疟疾一样，每天有那么两三次"自觉怕冷发热"，相对于热感而言，冷感比较轻。吃饭基本没有问题，大小便也是正常的。这就要分情况看了，下面列举三种情况：①脉微，但又往来很缓和，是要自愈了（可以不用治疗）。②脉微，且只觉怕冷没有发热，这是阴阳都虚了，汗、吐、下这些祛邪的方法就不能再用了（得考虑扶正）。③脸看着有点红，像有内热，身上还痒，这是要出汗却未得汗，用一丁点发汗药助汗，推荐使用桂枝麻黄各半汤。

【延伸阅读】经方之合方应用：桂枝麻黄各半汤，是《伤寒论》中出现的第一首合方，仲景在《伤寒论》和《金匮要略》中偶尔会使用合方，后世医家，尤其是受日本汉方影响以后，将经方的合方使用发挥得淋漓尽致，极大地拓展了经方所治疗的疾病谱。如胡希恕先生常用的大柴胡汤合桂枝茯苓汤治疗肺系宿疾哮喘、小柴胡汤合麻杏石甘汤治疗感冒发热数日不愈，已经广为流传。我常用大柴胡汤合麻杏石甘汤治疗慢性阻塞性肺疾病急性加重的Ⅱ型呼吸衰竭，可以有效突破现代医学治疗面临的镇静－呼吸机依赖的瓶颈，快速实现拔除气管插管脱离呼吸机的治疗目标。在COVID-19大流行时，武汉的医疗资源受到较大冲击，通治方清肺排毒汤应运而生，清肺排毒汤即小青龙汤、射干麻黄汤、五苓散、橘枳姜汤、麻杏石甘汤数首经方合方而成，加入了藿香、山药。通治方适用于医疗资源紧缺之时，其本质是"以方代医"，通治方针对共性问题，使用固定处方，统一发放应急。但凡医疗资源未处于崩溃状态，个体化治疗一定是效果最好的，中西医均是如此。

24. 太阳病，初服桂枝汤，反烦不解者，先刺风池、风府，却与桂枝汤则愈。

新解：服用桂枝汤后没痊愈，出现烦，是邪气未能由腠理外散。刺风池、风府是用针刺法协助开腠理以散邪。仲景认为，刺完之后再服桂枝汤，就容易治愈了。

25. 服桂枝汤，大汗出，脉洪大者，与桂枝汤，如前法。若形似疟，一日再发者，汗出必解，宜桂枝二麻黄一汤。

新解：服桂枝汤后已经汗大出，脉洪大了，还要再用桂枝汤，令人费解，后世也未见重复此条所述医疗过程的记载。如果将"服桂枝汤，大汗出，脉洪大者"视为来自第 26 条的衍文，则难解之处涣然冰释。将第 24～26 条重排如下。

太阳病，初服桂枝汤，反烦不解者，先刺风池、风府，却与桂枝汤则愈。与桂枝汤，如前法。若形似疟，一日再发者，汗出必解，宜桂枝二麻黄一汤。

对于重排后的条文解说如下。

因为服用桂枝汤没有痊愈，出现了"烦不解"，是邪气未能随汗由腠理而出；刺风池、风府以开腠理散邪，又服用 1 次桂枝汤还没好；说明皮肤腠理还是存在闭塞不畅，但经过几次药物加针刺治疗，闭塞没有那么严重了，患者症状也较轻微，只是每天有 2 次像疟疾一样先怕冷后发热的症状。就在桂枝汤中稍微掺入麻黄汤开腠理即愈。推荐使用桂枝二麻黄一汤。

26. 服桂枝汤，大汗出后，大烦渴不解，脉洪大者，白虎加人参汤主之。

新解：患者刻下的症状，属于温热病范畴。从仲景行文描述来看，并未将"使用桂枝汤"视为"误治"。服用桂枝汤后大汗、大渴、脉洪大，在仲景看来是疾病正常之进展，不是所有的外感病均能一汗而解。如果我们现在再治这样的患者，首选后世温病学的治法，如果一定执着于使用经方则可选第 27 条的桂枝二越婢一汤，此方可以避免出现大汗、大烦渴、脉洪大。

27. 太阳病，发热恶寒，热多寒少。脉微弱者，此无阳也，不可更汗；宜桂枝二越婢一汤。

新解：此条可以看作是第 26 条患者起病之初应该使用的治法。如果服用了桂枝二越婢一汤，应该也不会出现后续的"大汗出后，大烦渴不解，脉洪大"了。

此条难解者在于对"脉微弱者，此无阳也"存疑。这是通过脉诊对"发热恶寒、热多寒少"的一个深层次病机的探究。如果把"脉微弱者"作为"脉阴阳俱紧"（麻黄汤证之脉）的对立面来看，则能体会到这是为了提示：没有那么明显的寒邪和阳气抗争于体表的征象，不可使用麻黄汤发汗。

28. 服桂枝汤，或下之，仍头项强痛，翕翕发热，无汗，心下满，微痛，小便不利者，桂枝去桂，加茯苓白术汤主之。

新解：如果服用了桂枝汤，并没有治愈，仍然有"头项强痛，翕翕发热，无汗"这些太阳病症状，那么就需要寻找原因了。仔细查体发现，患者还有胃区的胀满，自觉疼痛，或者按压疼痛，尿少，说明有水饮停于胃，水饮停于胃，会阻滞气机，所以服药后不效。要在兼顾治疗水饮的基础上治疗太阳病，推荐处方桂枝去桂加茯苓白术汤。

如果患者使用了下法，而非服用桂枝汤，但刻下症状如条文中所述，也推荐使用此方。两种情况虽不同，但最终呈现的病机是相同的，所以症状也是相同的，使用处方也可以相同，所谓"方证对应"，即是如此。

桂枝去桂加茯苓白术汤：此方有争议，争议点在于是否应该去掉桂枝。从条文所叙述的症状来看，保留桂枝比较合理。如果必须去掉一个，医家认为去掉芍药更合适。

我的使用体会：桂枝汤原方加茯苓、白术为首选。桂枝与茯苓、白术是苓桂术甘汤，治疗水饮之方；芍药也兼有利水之效，所以不一定要去掉芍药。

29. 伤寒脉浮，自汗出，小便数，心烦，微恶寒，脚挛急，反与桂枝汤，欲攻其表，此误也。得之便厥，咽中干，烦躁，吐逆者，作甘草干姜汤与之，以复其阳。若厥愈足温者，更作芍药甘草汤与之，其脚即伸。若胃气不和，谵语者，少与调胃承气汤。若重发汗，复加烧针者，四逆汤主之。

30. 问曰：证象阳旦，按法治之而增剧，厥逆，咽中干，两胫拘急而谵语。师曰：言夜半手足当温，两脚当伸。后如师言。何以知此？答曰：寸口脉浮而大，浮为风，大为虚，风则生微热，虚则两胫挛。病证象桂枝，因加附子参其间，增桂令汗出，附子温经，亡阳故也。厥逆咽中干，烦躁，阳明内结，谵语烦乱，更饮甘草干姜汤，夜半阳气还，两足当热，胫尚微拘急，重与芍药甘草汤，尔乃胫伸，以承气汤微溏，则止其谵语，故知病可愈。

新解：第 29、30 条历来有争议，有持错简之说，有持非仲景原文之说。依我之见，此乃随师临证时记载的师门问答，只是个别地方稍有错简而已。这两段文字是对一个具体病例的详细论述，下面复原出诊场景。

师徒至病家出诊，弟子先诊，诊完认为："患者是太阳病，因其脉浮，见其时自汗出，由着装尚可知患者微恶寒。应该使用桂枝汤。"师允许弟子依法施治，服桂枝汤并啜粥覆被发汗。患者服药后徐徐汗出，感觉周身温热舒适。但此后患者汗出不见停止，反而越出越多。原本温暖的四肢，随着汗出伤阳开始变得清冷，患者显露出烦躁不宁，甚至不能安卧。四肢进而厥冷，并见拘挛抽动。神志也渐渐不清，开始说胡话。但患者还知咽干索水，同时见到呕吐不能耐受饮水。

弟子无策，师授救逆之法："先服甘草干姜汤，夜半当厥愈足温；之后再服芍药甘草汤，下肢拘挛便会消除；如还有谵语，用少量调胃承气汤，见到少许溏便即可。"弟子依法救逆，服药反应，一如师言。

弟子问难，师予解答："方才诊脉，你只注意到了寸口脉浮，却未察觉到此乃浮大之脉，浮是有风，大是体虚，有风则会有见翕翕发热，体虚则会出现两胫拘挛。你当时施治时只记得'但见一证便是，不必悉具'，而忽略了很多重要的症状。比如，脉象之浮而见大，两胫之拘急，患者因心烦而表现出躁动，且自诊治到服药，患者已经排了 2 次小便，这些症状都需要悉心观察。

像这种情况，可以加入附子，因为附子能温经止汗，防止汗多亡阳。但你刚才唯恐发汗之力不够，用桂枝的时候还加了点量，所以导致汗多伤阳。阳伤之后，出现了四肢厥逆，咽中干，烦躁，加之阳明有燥热，还出现了谵语烦乱。此时汗出伤阳是最需要解决的问题，所以用甘草干姜汤以复其阳气。夜半子时一阳之气生，与药力协同，故知患者会在此时手足温和。阳回肢温之后，就可以随证施治，解决阳明内结，燥热伤津的问题了。此时用芍药甘草汤乃取其二义，一是补津液，二是疏经脉。所以当知服药不久，膝胫拘急便会解除。如果阳明内结不严重，服芍药甘草汤之后，症状便会缓解；若内结较重，单用芍药甘草汤酸甘化阴增液力量不够，就要用调胃承气汤微下以通其闭结。此时服用调胃承气汤当少量频频服之，只要见到有微溏的大便，就知药已中病，可以停服，随着大便的通畅，谵语也会消失，便知病愈了。"

辨太阳病脉证并治（中）

31. 太阳病，项背强几几，无汗恶风，葛根汤主之。

新解：患者的症状，介于桂枝汤和麻黄汤之间，与第14条对比学习，两条之差异在于"汗出"之有无，此条无汗，因麻黄之效用在于发汗，所以多了一味麻黄。

【延伸阅读】药证：由条文之间的对比，得出某个药物的功效，即"药证"。这是研究仲景用药经验最简便、最可靠的方法，日本汉方医家吉益东洞是首位使用此法系统整理仲景用药者，并撰写了《药征》；我国有黄煌教授所著之《张仲景50味药证》。

32. 太阳与阳明合病者，必自下利，葛根汤主之。

33. 太阳与阳明合病，不下利但呕者，葛根加半夏汤主之。

34. 太阳病，桂枝证，医反下之，利遂不止，脉促者，表未解也，喘而汗出者，葛根黄芩黄连汤主之。

新解：第32～34条均涉及了消化道症状"下利"和"呕"。"必"有人解说为"可能"的意思，难以使人信服。

太阳与阳明合病，即病势较重，发病之初，患者就在头项强痛、脉浮，或发热的基础上，出现了消化道症状，两个系统同时受累，比如南方的流行性感冒患者，比较容易出现这些症状，某些急性胃肠炎也可以表现为太阳阳明合病。第34条是太阳病误用下法，太阳病仍在，但出现了下利不止，这是人为制造了一个类似于"太阳阳明合病"的病症。

第32、33条是以治疗太阳病为主，解决了太阳病这个主要矛盾，也许太阳病就痊愈了，比较轻微的阳明病症状"下利"和"呕"也就随之好转，后世喻嘉言提出的"逆流挽舟"法或由此悟出。临床实际是也有一部分患者，用此法治疗后太阳病好了，但阳明病的下利并没有好，还需要继续随证治疗，可能用到葛根芩连汤（或加半夏），黄芩汤（或加半夏）等。第34条的患者，下利症状太严重，止都止不住了，所以只能用方药以治疗下利为主。

【延伸阅读】"阳明病"不只是"胃家实"：阳明其实主要是指消化系统，"阳明病"是消化系统的疾病，但是仲景重点论述了外感热病中最常见的一类消化症状——腹满大便不通，仲景说"阳明之为病，胃家实是也"，是指在外感病的阳明病过程中，以"胃家实"的类型最多见。这给后世研读《伤寒论》者形成一个印象，即阳明病＝胃家实＝三承气汤，但准确地说，在《伤寒论》里，阳明病≈胃家实≈三承气汤。

比如，"呕"也是阳明病的症状之一，第185条"伤寒发热无汗，呕不能食，而反汗出濈濈然者，是转属阳明也"；第197条"阳明病，反无汗而小便利，二三日呕而咳……"；第243条"食谷欲呕，属阳明也，吴茱萸汤主之"。而且，阳明病的"呕"也有使用小柴胡汤治疗的情况，如第230条"阳明病，胁下鞕满，不大便而呕，舌上白苔者，可与小柴胡汤"。

阳明系统和少阳系统，均涵盖了消化系统的一部分，有重叠交叉，因为人体是难以截然分割的。现实中，肝胆内、外科和消化内、外科遇到的患者也会有交叉重叠。

第32、33条还可以与第172条"太阳与少阳合病，自下利者，与黄芩汤；若呕者，黄芩加半夏生姜汤主之"对比学习。发热恶寒身痛等表部症状突出者可以选用葛根汤加减，发热、下利、食欲不好等消化道症状突出者，可酌情选用黄芩汤类。

35. 太阳病，头痛发热，身疼腰痛，骨节疼痛，恶风，无汗而喘者，麻黄汤主之。

新解：一种理解是从症状来看，属于"太阳病-伤寒"，寒邪外束，寒盛则痛，气血郁则发热。此条文未提"伤寒"二字，但并不影响后世把麻黄汤作为"太阳病-伤寒"的首选方，这在后世医家中已经是共识。

另一种理解，只说"太阳病"而不言"伤寒"，是为了拓展麻黄汤的使用范围，只要是太阳病出现了这些症状，均可以使用麻黄汤，不管其最终诊断为"伤寒"病还是其他病。这样理解的前提是，"头痛发热，身疼腰痛，骨节疼痛，恶风，无汗而喘"不仅见于"伤寒"，也可以见于其他疾病。如"登革热"患者即可见上述症状，但中医很少将登革热诊断为"伤寒"，也几乎不会在治疗登革热时使用麻黄汤。因此，麻黄汤还是适宜"太阳病 - 伤寒"，而不宜过分拓展其使用范围。

36. 太阳与阳明合病，喘而胸满者，不可下，宜麻黄汤主之。

新解：这条是说太阳与阳明合病，优先考虑治疗太阳病。这个条文叙述简单，除了"喘"和"胸满"，一定还有其他的症状。单纯从条文内容，我们很难评估患者的疾病状态，结合病例更好理解。

【延伸阅读】从一例肺炎患者理解第 36 条：我曾经接诊一位 60 岁的肺炎患者，患者一直当感冒治疗，因为好几天症状没有缓解遂来就诊，胸部 CT 显示左下肺炎。患者起病时恶寒、无汗、周身酸痛（太阳病），过了 3 天体温明显升高，超过 39℃，在之前症状的基础上，出现口大渴频频喝水，喜欢喝凉的（太阳阳明合病），小便黄赤，呼吸喘促，胸满，食欲不振。患者的表现就很符合此条"太阳与阳明合病，喘而胸满"，就不能使用下法，应该先使用麻黄汤，但麻黄汤只能解决其"太阳病"症状，而不能凭麻黄汤一方治愈其太阳阳明合病。待太阳病症状解除后，患者的热、渴、喘满等阳明病症状更为突出，此时则非麻黄汤所能胜任了。结合后世温病学的认识，给患者单纯使用麻黄汤也不太合理，还应该加入清阳明热的药物，如石膏一类。后世医家吴鞠通所拟定之宣白承气汤，由生石膏、大黄、杏仁、瓜蒌皮 4 味药物组成，治疗阳明温病、喘甚下之不通、右寸脉实大，若将麻黄汤与宣白承气汤合用，似乎更符合此处太阳阳明合病状态。

37. 太阳病，十日以去，脉浮细而嗜卧者，外已解也。设胸满胁痛者，与小柴胡汤。脉但浮者，与麻黄汤。

新解：太阳病，一般 7 天就好了，患者已经 10 多天了，有些疲乏、精神不佳，喜欢躺着休息，诊脉是浮细的，这种情况是太阳病已经基本好了，"外已解也"即此意。这种状态，即使不治疗，也能自己康复（可与第 10 条参看）。若患者还有胸满胁痛症状，这是出现了少阳病的一些特点，可以使用小柴胡汤；若患者太阳病 10 多天了，还是脉浮，外邪未去，仍然可以使用麻黄汤（可与第 46 条参看）。

38. 太阳中风，脉浮紧，发热恶寒，身疼痛，不汗出而烦躁者，大青龙汤主之。若脉微弱，汗出恶风者，不可服之。服之则厥逆，筋惕肉瞤，此为逆也。

新解：此条文如把"中风"二字去掉，替换成一个"病"字，理解起来就没有任何障碍。还有一种理解方法，把"太阳"当作生理概念，把"中风"当作笼统的"感受外邪"之义，而不当作一个"具体的病"。此条文很好理解，即表部感受了外邪，出现"脉浮紧，发热恶寒，身疼痛，不汗出"的症状（最常见于"太阳病 - 伤寒 - 麻黄汤"），但此处还有"烦躁"，故使用了大青龙汤。如果表部感受外邪，出现了"脉微，汗出恶风者"（最常见于"太阳病 - 中风 - 桂枝汤加扶正类药物"，偶见于少阴病），是禁止使用大青龙汤的。如果不慎使用了，后果非常严重，会让本就虚弱有汗的患者，出现大汗淋漓，阳随汗脱，导致周身失于温煦滋养而见四肢厥冷、肌肉瞤动，非常危险。

【延伸阅读】大青龙汤使用要点：大青龙汤中麻黄的用量为麻黄汤中的两倍，而石膏的用量却远远小于麻杏石甘汤里的用量。此处石膏并非是清热的作用，因为此时患者已经出现了"烦躁"症状，再用大量麻黄会加重烦躁，服用后会很难受，此处石膏起反佐减少不良反应的作用。

39. 伤寒脉浮缓，身不疼，但重，乍有轻时，无少阴证者，大青龙汤发之。

新解：此条是对大青龙汤的拓展使用。大青龙汤虽是发汗峻猛之剂，但较麻黄汤也有其优点，即加入石膏，辛温之性稍缓；加入生姜、大枣，具有一定的调胃补益作用。太阳病 - 伤寒需要发汗的典型症状，已经在麻黄汤、葛根汤等条论述了。

这条论述了一种不太典型的症状，即自觉身体沉重，且时轻时重，属于表气不利，也可以采用发表的方法，推荐使用大青龙汤。但在使用前要先鉴别除外少阴病。麻黄中含有麻黄碱，具有兴奋中枢作用，对于疲乏身重等"自觉虚弱"症状，可以暂时起到抗疲劳作用。

40. 伤寒表不解，心下有水气，干呕发热而咳，或渴，或利，或噎，或小便不利，少腹满，或喘者，小青龙汤主之。

41. 伤寒心下有水气，咳而微喘，发热不渴。服汤已，渴者，此寒去欲解也；小青龙汤主之。

新解：第 40、41 条论述素有饮邪之患者罹患伤寒后的治疗，推荐方剂为小青龙汤。饮邪为宿疾，主要见于肺系的慢性病症，如哮病、喘病。"伤寒表不解"即"太阳病－伤寒"，饮邪是基础疾病，二者相合，属于"并病"范畴。新病与旧病之间相互影响，不解除表邪则咳喘难愈，不温肺化饮，则表邪难散，故治疗必须二者兼顾。

通过问既往病史最容易判断患者是否有宿饮，比如，患者平素受寒后即易出现咳、痰、喘，久久不愈，且无明确病史的，可按照第 40、41 条提示的症状体征判断，"不渴"是判断的关键点，患者不只此刻不渴，平日也很少口渴，极少主动喝水，其他如"干呕""咳而微喘"均有一定提示意义。服用小青龙汤后，患者从口不渴变为口渴，就是起效了。

42. 太阳病，外证未解，脉浮弱者，当以汗解，宜桂枝汤。

新解：像第 37 条一样，"外证"对应的是"内证"，太阳病除了"外证"还有"内证"，何谓"内证"，众说纷纭。

其实，得过外感病的人都知道，除了发热怕冷这些症状，还会有其他不适，如疲乏、头晕、流涕、食欲不振、口苦咽干、大便溏，这些症状一般都伴随体温升高而加重，随着热退而减轻，当发热怕冷症状好转后，剩余的症状过几天也会陆续自愈。这些症状相对于"外证"和"表证"，只能归纳到"内证"和"里证"，但又没有达到阳明病，少阳病，更不足以到三阴病的程度，所以只好模糊化处理，将这些症状作为"太阳病 - 外证"以外的不适症状。

43. 太阳病，下之微喘者，表未解故也，桂枝加厚朴杏子汤主之。

新解： 误下后出现的"微喘"其实是"气上冲"的一种表现，仲景在第 15 条说过，下之后其气上冲者可用桂枝汤，但患者已经有了"微喘"这个症状，故使用桂枝汤时应进行加减，参考"喘家"使用桂枝汤的加减法，加入厚朴、杏仁以提升疗效。

44. 太阳病，外证未解者，不可下也，下之为逆，欲解外者，宜桂枝汤。

新解： 第 44～46 条、第 51～57 条，主要论述了如何使用桂枝汤和麻黄汤以"发汗""解外"。在此先综合论述。

"桂枝汤不是发汗剂"基本可以达成共识，原因主要有二：①桂枝汤需要温覆、啜粥等辅助方法才能发汗；②桂枝汤可以治疗很多非"表证"的病，其中就包含了"汗证"（见第 53 条）。

桂枝汤虽然适应证非常广泛，但其是被仲景作为"温和的发汗剂"而使用的，麻黄汤则是峻猛的发汗剂。结合第 44～46 条、第 51～57 条，很容易发现二者使用的区别点：①麻黄汤发汗，用于症状剧烈之太阳病。如恶寒重、发热重、身痛重，脉不仅浮，还紧，都代表病症严重，这类患者往往身体也比较壮实。因症状剧烈且典型，故使用峻猛发汗剂麻黄汤。②桂枝汤发汗，用于症状相对轻微的太阳病。如"啬啬恶寒，淅淅恶风，翕翕发热"，脉缓，相对于脉紧而言，其实代表症状缓和。③桂枝汤发汗，用于病程较长，仍可疑有表证者（见第 44、56 条）。对于少数患者，虽然病程已经 1 周多了，但还有典型的"太阳病－伤寒"症状，就不能用桂枝汤，而要用麻黄汤（见第 46 条）。④桂枝汤发汗，用于已经发汗，但还有表邪未愈，需要再次发汗的患者（见第 57 条）。⑤桂枝汤发汗，用于经过各种不恰当治疗，仍有表不解的患者（见第 45 条）。

45. 太阳病，先发汗不解，而复下之，脉浮者不愈。浮为在外，而反下之，故令不愈。今脉浮，故知在外，当须解外则愈，宜桂枝汤。

46. 太阳病，脉浮紧，无汗，发热，身疼痛，八九日不解，表证仍在，此当发其汗。服药已微除，其人发烦目瞑，剧者必衄，衄乃解，所以然者，阳气重故也。麻黄汤主之。

新解：第 45、46 条，参看第 44 条下之新解。

47. 太阳病，脉浮紧，发热，身无汗，自衄者，愈。

新解：这种现象偶尔会遇到，但未必都能流鼻血后痊愈。如第 55 条即论述了衄后未解，需要使用麻黄汤的情况。

48. 二阳并病，太阳初得病时，发其汗，汗先出不彻，因转属阳明，续自微汗出，不恶寒。若太阳病证不罢者，不可下，下之为逆，如此可小发汗。设面色缘缘正赤者，阳气怫郁在表，当解之熏之。若发汗不彻，不足言，阳气怫郁不得越，当汗不汗，其人躁烦，不知痛处，乍在腹中，乍在四肢，按之不可得，其人短气，但坐以汗出不彻故也，更发汗则愈。何以知汗出不彻，以脉涩故知也。

新解："二阳并病"，是仲景对本条所描述疾病状态进行的一个概念式概括。

"太阳初得病时，发其汗，汗先出不彻，因转属阳明，续自微汗出，不恶寒"所描述的发病过程，很像后世说的"温病"，温病患者即使在最恰当的时机（太阳病初得病时）使用发汗治疗，还是不会一汗而痊愈。患者发汗后出现微汗出、不恶寒（同时还会有其他的内热症状），这就是"阳明病"。阳明病就不能再发汗了，也许可以考虑下法，但是一定要鉴别诊断清楚，只有除外"太阳病发汗不彻"才行。

"若太阳病证不罢……以脉涩故知也"论述的是另一种状态，即"太阳病发汗不彻"的状态。患者一般表现为仍有"无汗""恶风"或"恶寒"症状，这就是"太阳病证未罢"，治疗还是需要"发汗"，但需要使用小剂量的发汗药，如第 23 条之桂枝麻黄各半汤，第 25 条之桂枝二麻黄一汤等。

"太阳病发汗不彻"还有一些特殊表现，看起来非常严重的症状，如面部潮红（面色缘缘正赤），烦躁坐卧不宁（其人烦躁，不知痛处），这些都是因为"当汗不汗""阳气怫郁不得越"而导致的，通过"脉涩"可判断出。脉涩是指脉非常不流畅，是气机严重阻滞的一个表现。这些特殊表现看似很严重、很复杂，但只要想办法发出汗就好了，可以用药物发汗，也可以用火灼熏蒸等物理方法发汗。

【延伸阅读】第48条的"二阳并病"即温病：发汗后这个状态叫作"二阳并病"，其实就是温病，温病即热邪内郁（类似阳明病）而表气不畅（类似太阳病），表气不畅一般因热郁或因微寒外束。这是两个病交织在了一起，且相互之间有影响，治疗要两者兼顾，所以仲景称之为"二阳并病"。后世温病学家发明的辛凉达表一类的方剂更好用。

49. 脉浮数者，法当汗出而愈。若下之，身重心悸者，不可发汗，当自汗出乃解。所以然者，尺中脉微，此里虚，须表里实，津液自和，便自汗出愈。

50. 脉浮紧者，法当身疼痛，宜以汗解之；假令尺中迟者，不可发汗。何以知之然，以荣气不足，血少故也。

新解：第49、50条论述了不能发汗的情况。使用麻黄汤、桂枝汤发汗，是治疗太阳病的根本大法，但也有特殊情况，那就是"虚人"以及后世说的各类温病（伤寒与温病之争的导火索，即发病早期能不能用麻黄汤、桂枝汤发汗）。

此处论述了两种虚人，第49条是因为误治变虚了，虽然表证还在，但不敢再发汗了，保命远比治病要紧，等待自愈比较好，正气恢复时就可以祛邪外出，自然就能汗出而解。第50条说的是平时就是"虚人"，荣血不足，经受不起发汗。

【延伸阅读】"等待自愈"与"积极救治"：这种可以等待自愈的患者，往往病情不算太重，即使不治疗，也不会传变。《汉书·艺文志》说的"有病不治，常得中医"，就是指可以自愈的病，这类疾病不会传变，也不会进行性加重。如果是第49、50条说的患者病情很重，则需要积极的医疗救治，后世发展改良的发汗法，温经发汗、补气发汗、养阴发汗等方，均可根据需要选用。发汗法的不断丰富，是医学学术发展进步的表现。

51. 脉浮者，病在表，可发汗，宜麻黄汤。

52. 脉浮而数者，可发汗，宜麻黄汤。

新解：第 51、52 条参看第 44 条下之释义。

53. 病常自汗出者，此为荣气和。荣气和者，外不谐，以卫气不共荣气谐和故尔。以荣行脉中，卫行脉外。复发其汗，荣卫和则愈，宜桂枝汤。

54. 病人脏无他病，时发热，自汗出，而不愈者，此卫气不和也。先其时发汗则愈，宜桂枝汤主之。

新解：第 53、54 条是类病鉴别，患者"常自汗出"或"时发热自汗出"，症状与"太阳病－中风"类似，因此也推荐使用桂枝汤。

【延伸阅读】桂枝汤调和营卫的由来：经后世医家不断临床验证，发现桂枝汤确实可以治疗上述第 53、54 条的汗证。后世医家们认为桂枝汤既然能"止汗"，便不宜再视为"发汗剂"。仲景又从"营卫学说"解释了"汗证"的病机是"卫气不共荣气谐和"或"卫气不和"，而桂枝汤能够治疗汗证，一定是通过"调和营卫"的机制实现的。因此，桂枝汤的功效被定义为"调和营卫"。

结合第 44 条下之新解，桂枝汤在仲景治疗外感病的本意，就是一种缓和的发汗剂，用桂枝汤发汗的条文非常多。从"调和营卫"解析桂枝汤，进而探索外感病表证的病机，是学术的发展进步，但并不代表仲景的本意。

55. 伤寒脉浮紧，不发汗，因致衄者，麻黄汤主之。

56. 伤寒不大便六七日，头痛有热者，与承气汤。其小便清者，知不在里，仍在表也，当须发汗。若头痛者，必衄，宜桂枝汤。

新解：第 55、56 条参看第 44 条下之释义。

【延伸阅读】望诊尿色对于危重症的意义："其小便清者，知不在里"是通过小便颜色判断疾病有没有出现"里热"。在门诊治疗中这个诊查是通过"问诊"实现的，我们会通过问患者的尿色判断是否有"内热"，而在 ICU 里患者不能说话，但有尿管和尿袋，所以可以通过"望诊"来诊查。住在 ICU 的危重患者尿色深提示热毒炽盛，一部分患者即使大量补液，尿量增多，颜色也不会变清亮；而一部分高热神昏患者，虽然感染指标非常高，但望诊尿色如果是清亮的，一定慎用大剂量清热解毒药物，要注重"隐匿之表证"，之所以"隐匿"，是因为患者不能说话，无法向医生叙述出我们所学的判断表证的那些"自觉症状"，但此类"隐匿的表证"并非"表邪"，很少需要用到辛温发汗，而要关注"痰湿阻滞气机"这一病机，遣方用药要"轻灵"。对伴有肾衰竭需要连续性肾脏替代治疗（CRRT）的患者，望诊 CRRT 废液的颜色可以达到和望小便一样的效果，对于 CRRT 废液非常清亮、无臭的，采用 CRRT 治疗一定要有所克制，解决过多的水负荷和严重的电解质紊乱，即应及早停止 CRRT，后续可以根据病情需要再做，总的原则是可以增加频次，但一定要缩短总 CRRT 的时间。从临床观察到 CRRT 有比较明确的"清热凉血"功效，阳虚肾衰之人，CRRT 中常可见到严重畏寒、不适，此类患者也应缩短 CRRT 时间。

57. 伤寒发汗已解，半日许复烦，脉浮数者，可更发汗，宜桂枝汤主之。

新解：参看第 44 条下之新解。

58. 凡病，若发汗、若吐、若下、若亡血、亡津液，阴阳自和者，必自愈。

新解：此条是为了解释一种临床现象。有的患者，虽然没有得到最恰当的治疗，可谓是"乱治一通"，可能是因为遇到的医生不够高明，也可能是患者自行乱服药饵，但最终病痊愈了。张仲景解释说，虽然汗、吐、下法丢失了津液、消耗了阴血，损伤了正气，但邪气也随之减弱，人体最终达到了阴阳平衡状态，自己就痊愈了。

59. 大下之后，复发汗，小便不利者，亡津液故也。勿治之，得小便利，必自愈。

60. 下之后，复发汗，必振寒，脉微细。所以然者，以内外俱虚故也。

61. 下之后，复发汗，昼日烦躁不得眠，夜而安静，不呕，不渴，无表证，脉沉微，身无大热者，干姜附子汤主之。

新解：第 59、61 条，论述下法之后继之以发汗，这明显是不恰当的治疗，经"不恰当"治疗后，患者的外感邪气已经解除，同时正气也受到了损伤。患者还没有"阴阳自和"而愈，出现了一系列新的症状。

第 59 条的患者正气损伤最轻微，仅表现为小便短少、灼热不适，这是津液缺乏导致的，随着患者食欲逐渐恢复，能自行进食饮水补充津液，小便也会逐渐恢复正常。

第 60 条的患者正气损伤稍重一点，阳气随着津液外散，出现了阳虚，表现为一阵阵地怕冷，这显然不是太阳病的"恶寒"，脉微细提示阳气和阴津不足。仲景将此状态称之为"内外俱虚"，虽然未给出治疗方药，但这种状态还是需要适当应用补法。如果不进行医疗干预，机体可能会长期处于虚弱状态，影响正常工作和生活。

第 61 条的患者正气损伤更重一些，已经出现意识状态的改变，白天烦躁明显。此处的烦躁要与邪热炽盛的烦躁相鉴别，从烦躁的发作特点来看，不像邪热炽盛的烦躁，急性病有"旦慧，昼安，夕加，夜甚"的特点，热盛之烦躁入夜会更加严重，而患者夜间却是安静的；其烦躁体现出"时有时无"的特点，如果是实证，症状一般会持续存在；患者不呕也不渴，可以除外阳明和少阳热证；身上摸着也不烫说明体温不高，太阳病之发热烦躁也可除外；脉是沉微的，提示阳气严重受损。仲景通过仔细地鉴别诊断，逐一排除阳证的烦躁，最终断定为阴证的烦躁，治疗需要温阳，推荐干姜附子汤。

62. 发汗后，身疼痛，脉沉迟者，桂枝加芍药、生姜各一两人参三两新加汤主之。

新解：患者得了太阳病，服用发汗药后已经出汗，"太阳病－伤寒"患者，出汗后身体疼痛一般会缓解，但他却没有缓解。这种疼痛，就不能考虑是实证的疼痛了。诊脉是沉且迟的，明显是虚证，这就不是太阳病了，太阳病已经汗解，现在凸显的是内伤病症状。推荐使用桂枝加芍药、生姜各一两人参三两新加汤，补虚止痛。

63. 发汗后，不可更行桂枝汤，汗出而喘，无大热者，可与麻黄杏仁甘草石膏汤。

新解：患者在发汗治疗后，出现了汗出而喘，体温虽然不是特别高，但还是有热象，这种情况千万不能再用桂枝汤了。这种情况常是肺热壅盛，热盛是疾病之"本"，而发病初的"恶风寒"症状只是疾病之"标"，这个时候要专注于宣肺清热。推荐使用麻黄杏仁甘草石膏汤。

单纯读"发汗后，不可更行桂枝汤"，没有任何道理。如第45、57条，都是发汗后又用的桂枝汤。重点在后半句"汗出而喘，无大热者"，"无大热"一直有争议，后世使用麻杏石甘汤最多的病症是肺热壅盛，也都是发热伴咳喘的。况且此方中石膏用了八两，量也不算太小，不可能是"无大热"。此条所描述的治疗过程，至今在临床中仍然非常常见，所以，麻杏石甘汤也成了当今临床使用频率最高的经方之一。

【延伸阅读】"无大热"是指体温不太高：对"无大热"的理解，仲景在《伤寒论》里所说的"发热"主要是指体温，是医生切诊肌肤发现的"身热"，偶尔也有患者主诉之"发热"。"无大热"即体温不是特别高，后世说的"内热"（体温不高，但有口渴、舌红苔黄、尿黄、脉数等），即包含于此条所说"无大热"中。到底体温多高才算"大热"呢？据我读近代开始使用体温计的中医临床家医案来看，大家所说的"壮热"大约是体温40℃，仲景所述之"大热"应与"壮热"接近，如果定一个大概的体温范围，应高于39℃（可与第162条对比学习）。

64. 发汗过多，其人又手自冒心，心下悸，欲得按者，桂枝甘草汤主之。

新解：患者发汗过多，可能的原因有三，按照可能性由大到小排列：①一次发汗后不解，又多次使用发汗法治疗；②开方的医生或患者本人，没有按照仲景的麻黄汤说明用药，导致使用的发汗剂过量；③患者对发汗剂过于敏感，虽然服用正确，但也出现了汗出过多。

发汗过多后，患者出现了心悸症状，这里的"心下"指剑突下，但悸动的是"心脏"而非胃，患者喜欢用手按压着心下。喜温喜按，属于虚证，这是在《内经》里就已经有记载的，且至今仍然是非常好用的诊病经验。患者因为发汗伤了阳气，且以心阳损伤为主，推荐使用辛甘化阳之桂枝甘草汤，以温振心阳。

患者所谓的"汗伤心阳"而"心悸"，从现代医学角度看有三方面可能，按照重要性排序分别为：①既往有过阵发的心律失常，或者本身心脏的血管及神经传导状态，容易罹患心律失常；②发热及大量发汗导致容量不足（津液和阳气都损伤），诱发心律失常；③麻黄对心律的影响。

65. 发汗后，其人脐下悸者，欲作奔豚，茯苓桂枝甘草大枣汤主之。

新解：患者经发汗治疗后，出现了肚脐下自觉跳动，这是要发生"奔豚"病了，"奔豚"是仲景时代的一个病名，形象地将患者症状比喻为"奔跑的小猪乱冲乱撞"。现代医家多将之归为神经官能症一类。推荐使用茯苓桂枝甘草大枣汤。患者因发汗后引动水饮宿疾，出现"奔豚"先兆。

【延伸阅读】"脐下悸"实质是腹主动脉搏动：平素水饮内停的人很容易从体表观察到"脐下"或"心下"的搏动，平卧时可以看到"其动应衣"，如果在腹部放置一物，则更容易观察到物体随着腹壁的"悸动"，其节律与心脏搏动节律是一致的。

【延伸阅读】腹主动脉搏动与水饮病：现代医学没有对此"悸动"现象的描述和解释，也不认为其有意义。仲景由此"悸动"现象而发现的"水饮病"，是非常重要的一类疾病，围绕"水饮"可以发生非常多、非常复杂、症状非常奇怪的病症，针对这些病症张仲景在《伤寒杂病论》中均推荐了相应的治疗方药。这些疾病在现代仍然多见，患者来诊时多围绕消化、神经系统症状诉说病情。

66. 发汗后，腹胀满者，厚朴生姜半夏甘草人参汤主之。

新解：患者平时就有胃寒的基础病，容易饮邪内停。所以发汗后，阳气的受损，以中阳不足最为突出，中阳不足，运化无力，便出现了腹胀满。第89条"病人有寒，复发汗，胃中冷，必吐蛔"也是论述类似的情况。

67. 伤寒若吐、若下后，心下逆满，气上冲胸，起则头眩，脉沉紧，发汗则动经，身为振振摇者，茯苓桂枝白术甘草汤主之。

新解： 患者也是在治疗伤寒病的过程中，诱发了水饮病。对其采用了吐、下之法治疗伤寒，伤了脾胃阳气，脾胃阳虚不能制水则饮邪发作。水饮病主要病位在消化道，饮停胃肠则心下痞满，饮邪上冲扰动阳位，则气上冲胸、头眩。此时如果再行发汗治疗，会出现战栗身体振振摇动。虽然症状繁杂，但实为饮邪为患，治疗只要祛除饮邪，则诸症可愈。所推荐的苓桂术甘汤，是历代使用频率非常高的经方之一。

68. 发汗，病不解，反恶寒者，虚故也，芍药甘草附子汤主之。

新解： 患者发汗治疗后没有痊愈，反而更加怕冷了。"太阳病-伤寒"使用发汗治疗，汗出后"怕冷"症状即会解除，但患者汗出后"怕冷"症状更加严重，此时的"怕冷"就不是"太阳病-伤寒"的"怕冷"了，这种"怕冷"被后世医家称为"畏寒"，是阳气虚的表现，通过加厚衣被可以缓解。患者还没有好，"怕冷"是由于正气虚弱，用芍药甘草附子汤补津液温阳气以治其虚即可。此条可与第62条"发汗后，身疼痛，脉沉迟者，桂枝加芍药、生姜各一两人参三两新加汤主之"对比学习，第62条是发汗后身痛不解，此条是发汗后怕冷加重，二者均是虚证，但症状不同，所用的补虚方药也有别。

69. 发汗，若下之，病仍不解，烦躁者，茯苓四逆汤主之。

新解： 患者发汗治疗后没有痊愈，表现为非常烦躁（有的患者是用了下法后出现这种症状）。"烦躁"是意识状态的改变，病情是比较严重的。如果患者还有很多热象，如口渴便结等属热邪炽盛的烦躁，而此条患者所表现的一定是一派寒象，要用茯苓四逆汤，即在少阴病主方四逆汤的基础上，加人参和茯苓，扶正安神化饮。

此条可与第 61 条"下之后，复发汗，昼日烦躁不得眠，夜而安静，不呕，不渴，无表证，脉沉微，身无大热者，干姜附子汤主之"对比学习，二者均是治疗后出现了"意识改变"，病势垂危，但第 61 条用了"下法＋发汗法"两种治疗，阳伤更重，此条只用了二者中的其一，阳伤较轻。第 61 条阳气将欲暴脱，故用大热之干姜附子汤顿服以速速回阳，此条阳虚而饮盛，故用茯苓四逆汤温阳化饮安神。

【延伸阅读】通阳不在温，而在利小便：饮为阴邪，阴邪去则阳易复。叶天士《温热论》说："通阳不在温，而在利小便。"虽是指湿热病湿遏阳气之治疗而言，但借用于此处，对理解饮邪和阳气的关系非常有帮助。叶天士所言是"淡渗"，而仲景此处是"温渗"，里虚寒甚而有水饮者，宜用"温渗"之法。

70. 发汗后，恶寒者，虚故也。不恶寒，但热者，实也，当和胃气，与调胃承气汤。

新解：本条是对发汗后出现的各种变化进行总纲式的概括，将发汗后的变化概括为虚实两类。综合《伤寒论》全书，发汗后的转归可分为四类：①痊愈；②恶寒而体虚；③恶热而传变；④原有基础病加重。《伤寒论》全书着墨最多的是④，其次是②和③。

【延伸阅读】"学规矩"与"巧应变"：我们在学医的时候，读的医书都是规律性很强的，即"示人以规矩"，但是我们在临床治病，面对的是"活生生"的人，是一个"真实的世界"，他们是多种多样的，很难碰到书本上单纯典型的情形，这就是临床的实际，在临床中我们必须学会"巧应变"。《伤寒论》着力于还原这个"活生生的世界"，因此它成了实用性最强的医书。

71. 太阳病，发汗后，大汗出，胃中干，烦躁不得眠，欲得饮水者，少少与饮之，令胃气和则愈。若脉浮，小便不利，微热消渴者，与五苓散主之。

新解：此条论述发汗后的变化，与第 66 条"发汗后，腹胀满者，厚朴生姜半夏甘草人参汤主之"形成鲜明的寒热对比。患者平素脾胃壮实，阳热较盛，所以大汗出后，以阴津不足而阳盛最为突出。因为脾胃很壮实，所以自行饮水后，所饮之水都能蒸腾气化，阴津得到补养而愈。但也有部分患者，可能因为口渴严重，饮水过多过猛，导致水饮停聚于消化道，既不能蒸腾气化以生津缓解口干，也不能下渗膀胱变成尿液排出。这个时候需要用五苓散。同时"脉浮"也提示了表气不利，气机不畅，则气化难施。

72. 发汗已，脉浮数，烦渴者，五苓散主之。

新解：此条又特意强调，经过发汗治疗后，出现脉浮＋烦渴的症状，即可以用五苓散。由此可知，五苓散调气化以行水，是通过表里分消达到的。

【延伸阅读】"发热烦渴"不能只想起白虎汤而忘了五苓散：看到"烦渴"我们先会想到阳明病白虎汤证，很容易忘了与五苓散鉴别。二者鉴别的关键点在于患者是太阳病阶段内，经过了发汗治疗，且脉浮说明表仍未解，要考虑五苓散。从机制来区分，白虎汤之烦渴是阳热伤津耗液使然，五苓散之烦渴是气化不利津液不能布散使然。我曾在 ICU 治疗一位发热患者，基础病是肾衰，已经在 ICU 住了一段时间。这位患者刻下口渴非常明显，体温未超过 39℃，因其口渴颇甚，遂用白虎汤治疗，服用数剂后，仍然发热，依旧口渴，遂不再打算用中药解决发热。同事根据其主病是肾衰，便用苓桂剂，从所用处方的药物组成来看，已将五苓散涵盖在内。不料患者服药即热退，口渴也缓解，真是意外之效。我当时便联想到了此条条文，然而就这个患者的病情而论，我很难想到用五苓散退热止渴。

73. 伤寒，汗出而渴者，五苓散主之；不渴者，茯苓甘草汤主之。

新解：第 71、72 条已经论述了五苓散，再结合第 74 条所叙述的"水逆－五苓散"，对此条前半句"汗出而渴者，五苓散主之"就很好理解了。后半句"不渴者，茯苓甘草汤主之"则略显费解，为什么"不渴"就要用茯苓甘草汤呢？"不渴"难道不是正常的状态吗？其实，患者应该也存在喝水后不能消化的问题，如饮停于胃，或稍重点的会有第 74 条所说的"水逆"，喝了水就吐，患者没有其他热象，也不诉"口渴"，这种水饮内停的情况推荐用茯苓甘草汤，关键点在于生姜散水饮以止呕。

74. 中风发热，六七日不解而烦，有表里证，渴欲饮水，水入则吐者，名曰水逆，五苓散主之。

新解：这位患者得了中风病，发热，原本属于太阳病，治疗可以使用桂枝汤。现已经病 1 周了还没有好，除了表证（太阳病），还有一些里证。患者表现为不能喝水，喝水就吐，这是夹杂了水饮，属于"太阳病"和"水饮病"的"并病"，二者之间互相影响，治疗需要兼顾。使用五苓散，兼具解表与化饮功效。

此条可与第 40、41 条之小青龙汤对比学习。五苓散与小青龙汤，均治疗"太阳病"与"水饮病"之并病，太阳病虽同而水饮病病位不同，五苓散偏于水饮停胃，小青龙汤偏于水饮在心肺，二者之水饮病症状亦不同，故用方亦有别。

75. 未持脉时，病人手叉自冒心，师因教试令咳而不咳者，此必两耳聋无闻也。所以然者，以重发汗，虚，故如此。发汗后，饮水多必喘，以水灌之亦喘。

新解：患者来就诊，一般情况下，医生还没开始诊脉，患者就会伸出手来让医生诊脉，但这个患者却把手交叉着按压在心口处。仲景通过这个现象，便判断出这位患者正在发作"心悸"（望诊以断病），可能是发汗过多引起的；为了进一步印证自己的想法，仲景令患者试着咳嗽一声（问诊＋闻诊以断病），结果患者不能对医生的指令进行反馈，说明耳朵听不见了。依据仲景的经验，这种情况，是发汗过多，太虚弱损伤了听力。

【延伸阅读】急危重症患者的中医诊查应注重"望、闻、切"三诊：我在 ICU 临床中接诊新转入的重症患者时，也采用类似的方法进行快速诊查。ICU 的患者多不能表达，无法问诊，我在一手诊脉的同时（切诊以断预后，当然也涵盖了循环系统中"血压"的粗略判断），呼唤患者的名字（问诊和闻诊，其实是判断患者的"神"，现代医学叫"意识"，格拉斯哥昏迷评分里有"呼唤是否睁眼"这一项），让其伸出舌头（问诊与望诊之结合，除了中医诊断意义，在格拉斯哥昏迷评分里有"是否能遵指令运动"这一项），整个诊查过程可在 1 分钟内完成，耗时短且能对患者的全身状态做出快速判断，并初步拟定中医方药。

【延伸阅读】输液治疗不能超过人体"气化功能"的极限："发汗后，饮水多必喘，以水灌之亦喘"应该单独列出来学习。仲景提示饮水要有度，饮水是通过胃肠自主吸收，尚且要有度，直接通过静脉的补液治疗，更要有度，这是 ICU 治疗中经常忽略的。补液时要看患者的阳气蒸腾气化功能能否将摄入的水化为津液，这是现代医学 ICU 所不具备的临床认识。以前对于脓毒症休克患者的液体复苏只强调了"补液要早""补液要快""补液量要大"，但经过十几年的实践发现有一些弊端，并进行了改良，改良后叫"限制性液体复苏"，即这个补液过程只要补够 2 升液体就差不多了，有效的就已经有效，无效的补再多还是无效，甚至会有害。这与仲景描述的种种补液注意事项，高度吻合。

76. 发汗后，水药不得入口为逆，若更发汗，必吐下不止。发汗吐下后，虚烦不得眠，若剧者，必反复颠倒，心中懊憹（上乌浩下奴冬切），栀子豉汤主之；若少气者，栀子甘草豉汤主之；若呕者，栀子生姜豉汤主之。

新解：发汗之后，会有种种结果。先论述了比较差的结果，水和药都喝不进去，这提示脾胃之气受损严重，"有胃气则生，无胃气则死"。在仲景的年代，没有胃气，连药都用不了，所以称之为"逆"。此时，如果还用发汗法，就直接吐下不止，脾胃之气完全丧失了固摄行津液之职。

紧接着论述了发汗后（也有的见于吐后或下后）比较轻的，尚可救治的一种情况，即烦而不得入睡，"虚"与"实"对比而言，虚烦的程度较真正的实热烦躁轻一些，但剧烈的也会翻来覆去，并且伴随胃中莫可名状的不适。这其实是消化道的神经症状，这个时候推荐使用栀子豉汤。还附录了两个加减法，少气的可以加甘草补气（此时不宜大量补气，甘草既能清热除烦，也有一定的扶正作用）；吐得厉害，可以加生姜以止呕。生姜止呕疗效确切，后世把生姜描述为"呕家之圣药"。

【延伸阅读】"懊憹"方言里还在使用：我的家乡方言里，用"wa nao"形容胃里的一种不适症状，我至今仍不能领会"wa nao"指的是什么症状，只能勉强地靠到中医的"胃中嘈杂"症状上，但其实我也同样不能理解胃中"嘈杂"是何感觉。"wa nao"即"懊侬"，林亿校正《伤寒论》时特地标注了读音，"懊"，乌浩切，即"乌"字取声母"w"，"浩"字取韵母"ao"，二者一组合即"懊"字读音为"wao"；"侬"，奴冬切，读音为"nong"，《康熙字典》在"懊"字下，引用了《正韵》和《集韵》的读音记载，与林亿标注者基本相同。生活在我的家乡的百姓们，从来没有想过"wa nao"二字怎么写，但一代一代人口口传承，将这个字地读音准确地保留了下来，这需要多么深刻的"意会"才能实现，我不得不叹服于"生活体验""语言""文字"三者之间隐形桥梁的伟大！

77. 发汗若下之而烦热，胸中窒者，栀子豉汤主之。

78. 伤寒五六日，大下之后，身热不去，心中结痛者，未欲解也，栀子豉汤主之。

新解：第 77、78 条，进一步拓展了栀子豉汤的使用范围，只要符合"虚烦"的病机，均可使用此方。经过发汗、吐、下，邪气已衰，但还未痊愈，余邪仍可扰动胸膈：①胃里症状，是一种无可名状的不适感，使人心烦难安，即第 76 条所述；②胃区的疼痛症状，即第 78 条所述；③胸部的症状可能是食道滞涩，如第 77 条所述。都会伴有"心烦""发热"（体温可能不高，只是表现为自觉热）。这些都可以使用栀子豉汤。

79. 伤寒下后，心烦腹满，卧起不安者，栀子厚朴汤主之。

80. 伤寒，医以丸药大下之，身热不去，微烦者，栀子干姜汤主之。

新解：第 79、80 条对比学习，趣味始显。伤寒用下法，可能是正确治疗，也可能是错误治疗，如果已经有"阳明病"表现，下之为正治；如果虽无"阳明病"表现，但已有传变为阳明病之趋势，下之利大于弊；以上两种情况之外用下法，均是弊大于利。

第 79 条所说的患者，是医生使用了下法，使用时机不详（从服药后的变化来看，患者还是从下法中获了益的）。用药后患者大便也确实通了几次，现在还剩下心烦、腹满、卧起不安症状，这是仍有内热郁在阳明，但无有形之结（燥屎是其中一种），所以用厚朴、枳实行气消胀，用栀子清宣无形之热。

第80条所说的患者，医生同样使用了下法，使用时机不详，使用的药物是一种特别峻猛的"丸药"，没有这种丸药通不下来的大便（可参看第104、105条"丸药下之"的疗效记载）。患者服用后大便狂泻10余次，病邪确实衰减了，但胃肠损伤特别严重，需要用点干姜保护一下脾胃阳气。但患者还是"发热不退"，表明邪热并未全部清除，稍用栀子清理一下郁热即可。

【延伸阅读】栀子厚朴汤、栀子豉汤、调胃承气汤的对比使用：三者的共同点在于，均是伤寒经过治疗后"热不去"，前两方病情相对轻，神志是清楚的，但烦躁，入睡难，腹胀则加厚朴，不胀就不加；调胃承气汤病情相对重，神志介于清醒和昏迷之间，可有谵语，但无腹胀。

81. 凡用栀子汤，病人旧微溏者，不可与服之。

新解：栀子性寒，患者平时大便就稀溏，说明是中阳不足，要慎用。仲景很注重保护脾胃功能，如第280条"太阴为病，脉弱，其人续自便利，设当行大黄、芍药者，宜减之，以其人胃气弱，易动故也"，这也体现了保护脾胃气的思想。

82. 太阳病发汗，汗出不解，其人仍发热，心下悸，头眩，身𥆧动，振振欲擗地者，真武汤主之。

新解：患者是因为有基础病，罹患太阳病后，按照常规治疗使用发汗法，虽然汗出来了，但病没有痊愈。这时要在治疗基础病的基础上，促进外感病的痊愈。从心下悸、头眩可知有水饮为患（具体可参看《金匮要略》中痰饮病、水气病等介绍），身体的肌肉不自主地跳动，头眩得要晕倒。水饮引起的头眩，身振动，机制不详，但如果借用《金匮要略》"血不利则为水"，以及后世的发挥来看，水饮盛会伴随血虚，而使机体失养，肌肉失养则𥆧动。推荐使用真武汤，以温化水饮。

83. 咽喉干燥者，不可发汗。

新解：第 83 ～ 88 条论述了不能发汗的各种情况，其实质都是阴津不足。

【延伸阅读】温病大家孔光一教授的望诊咽喉法：此处的"咽喉干燥"是判断阴津不足的一个方法。咽喉是许多阴经所过的区域，在临床中诊察咽喉是重要的望诊方法。我在上学时常至国医堂观摩教授诊病，孔光一先生出诊时备有一小手电筒，每诊治一位患者时都要望诊其咽喉，以判断患者是否有郁热、阴伤等情况。

84. 淋家不可发汗，汗出必便血。

新解：反复发作尿频、尿急、尿痛的患者，是湿热久羁下焦，时间越久，湿热表现越隐匿，伤阴越严重。这个时候虽然出现了"伤寒病"，或者"类伤寒病"（即泌尿系统感染急性发作，表现为发热、恶寒，甚至寒战，且伴随着尿频、急、疼痛出现），都不能使用发汗法。

【延伸阅读】三湘名医胡天雄采用麻黄汤冷服法治疗泌尿系统感染高热：近现代三湘医家胡天雄先生，改良麻黄汤，使其用于急性淋病（急性泌尿系统感染），麻黄汤冷服或加知母冷服，退热改善症状远较传统利尿通淋法迅速。我初入临床时，在急诊遇到一位肾癌患者，急性泌尿系统感染，发热恶寒，体温 39.5℃，即用麻黄汤加知母、滑石冷服，半剂热退至 36.5℃。

85. 疮家，虽身疼痛，不可发汗，汗出则痉。

新解：疮家是指身体上有久未愈合的疮疡患者，出现了"伤寒病"或"类伤寒病"（疮疡的急性感染发作），而表现为身体疼痛、怕冷、发热等，不可使用发汗法。疮疡之所以久久不愈，必是正气不足，疮疡患处的每日渗出也是在耗伤阴津。

86. 衄家不可发汗，汗出必额上陷，脉急紧，直视不能眴，不得眠。

新解：衄家，指经常流鼻血的人。流鼻血流成了家常便饭的人，最大可能是有血液系统疾病、凝血功能异常，因反复出血多伴有贫血。这种人罹患伤寒后，采用发汗之法，是非常危险的（解热药对血液系统常有影响），会导致血容量不足，而身体又因为贫血代偿能力有限，导致神失所养而出现意识改变。

87. 亡血家，不可发汗，发汗则寒栗而振。

新解：与第 86 条的情况类似。

88. 汗家，重发汗，必恍惚心乱，小便已，阴疼，与禹余粮丸。

新解：平时就自汗出不停的人，罹患了伤寒，出现发热恶寒等症状，如果使用发汗剂，容易导致汗出更多，心神失养而恍惚心乱，阴液大损而小便后疼痛。如果小便后阴疼痛，久久不愈，可以使用药物干预，推荐使用禹余粮丸。

上述各条均是阴津不足，但各自的病因不同，阴津不足的表现也不同，所以使用发汗法后，出现的不良结局也不同，如果使用药物干预，也必然会选用不同的方药。

89. 病人有寒，复发汗，胃中冷，必吐蛔。

新解："阳加于阴谓之汗"，汗出散热的过程既耗阳气也耗阴津。患者素体有寒，阳气不足，汗出后所伤阳气的表现就更为突出。与第 66 条释义参看。古代蛔虫非常普遍，至于吐蛔虫到底需不需要治疗，依我看需要根据患者的其他情况来决定，如果吐蛔的过程伴有剧烈恶心呕吐、饮食不进则需要施治；如果没有任何不适，轻松地将蛔虫吐出就可以不用医疗干预（据林磊老师讲述小时经历，曾见一位邻居老太太，安静坐着时就会"呃"一声，随后吐出一条蛔虫来，整个过程没有表现出任何痛苦）。治疗选方可考虑乌梅丸，乌梅丸的本义就是驱除蛔虫。

90. 本发汗，而复下之，此为逆也；若先发汗，治不为逆。本先下之，而反汗之，为逆；若先下之，治不为逆。

新解：提示医生，表里同病，主次不同，治疗先后有别，汗下各有次序，不可乱。

【延伸阅读】重症患者救治的艺术在于"道"而非"术"，要有意识地"以道驭术""尊道轻器"：在 ICU 领域治疗技术非常丰富，医生掌握各种治疗技术，只是最基本的能力。如何按照疾病的节奏，设定合适的治疗策略，使各种治疗技术手段有机结合、有序开展，是"内功"，是"道"层面的东西，最能体现医生的水平。各种治疗都做了，不代表就做对了，时机"拿捏"的不够准，治疗力度"拿捏"的不够精，也会让患者的生命难以挽回。

91. 伤寒，医下之，续得下利，清谷不止，身疼痛者，急当救里；后身疼痛，清便自调者，急当救表。救里宜四逆汤，救表宜桂枝汤。

新解：伤寒病，使用下法后大便通了几次，一般随着药物的代谢，就不会再下利了。但是这位患者，药劲已经过去，下利反而加剧，泻下的有不消化的食物，这就是脾胃阳气受损，不能腐熟水谷、运化精微。这对身体的恢复是极为不利的，一定要先使用四逆汤急温其阳，让脾胃阳气恢复。服用四逆汤后排便正常了，再说其他治疗，如果此时患者的伤寒还没全好，还有身体疼痛的症状，可以用点桂枝汤。

92. 病发热头痛，脉反沉，若不差，身体疼痛，当救其里，四逆汤主之。

新解：此条与"少阴病"非常接近。但是放在"太阳病"篇，其道理大概是患者精神状态还好，所以暂不考虑"少阴病"，但是其非常容易传变为"少阴病"。

患者只是发热头痛，自觉症状不是很严重，也许不会主动就诊，"生扛"几天就自愈了。"脉反沉"提示了其正气不足的潜在危险，如果当时就来就诊，可以参考第301、302条的麻黄附子甘草汤和麻黄附子细辛汤，进行治疗。

现在患者已经"生扛"了几天，还没有好，并且出现了身体疼痛症状，这个时候就要用药物帮助他一下了，因病程已经较长，不再是疾病初起之时，故不再选择麻黄附子剂，而是直接用四逆汤扶阳，通过扶阳促使机体自愈。

93. 太阳病，先下而不愈，因复发汗，以此表里俱虚，其人因致冒，冒家汗出自愈，所以然者，汗出表和故也。得里未和，然后复下之。

新解：患者得了太阳病，治疗顺序反了，下法为误下，通过下利损失了很多津液；

医者醒悟后又用了发汗法，但此时病情已经不是典型的太阳病了，已经不适宜用发汗法了，患者又因不恰当的发汗，从皮肤丢失了大量津液。因津液大伤（再重的话就是有效的循环血量不足而休克），头目失养，"冒"即头目不是很清楚，甚至要晕倒。但是患者的机体自我修复功能还在，通过饮水、吃饭等补充津液，会自愈。提示要自愈的征兆是出汗，出汗代表津液充足了，气化功能恢复了。

大多时候，患者自己就恢复了，排便也会恢复以往规律。但个别患者，因为误下、误汗的损伤，胃肠遭受津液缺乏的打击，功能一时间不能完全复原，可能还会出现"里不和"的表现，这时候可以适当用一下下法。

94. 太阳病未解，脉阴阳俱停，必先振栗汗出而解。但阳脉微者，先汗出而解；但阴脉微者，下之而解。若欲下之，宜调胃承气汤。

新解：太阳病还没有好，患者的阴阳脉都很微弱，是正气不足的表现，这种脉象，一般提示患者正气逐渐恢复后，最终会通过"战汗"而自愈。对于后面的内容，难以领会其含义。

95. 太阳病，发热汗出者，此为荣弱卫强，故使汗出，欲救邪风者，宜桂枝汤。

新解：第12、13条均提到了"太阳病"＋"发热"＋"汗出"，是因为"阳浮阴弱"，可以用桂枝汤；第53条提到了非外感病的汗证，是因"荣卫不和"，桂枝汤可以通过发汗达到调和营卫的目的，从而治愈汗证；此条又说"太阳病"＋"发热"＋"汗出"，是因为"荣弱卫强"。"阳浮阴弱"和"荣弱卫强"是一个意思，只是前者是脉象，后者是病机。

【延伸阅读】"邪风"是一个病因概念：此条又使用了"邪风"一词，"中风"虽然在《伤寒论》中多次出现，但在对"中风病"的叙述中，并未涉及"风邪"内容，只有两处提到了"恶风"。第111条再次提到了"邪风"，"太阳病中风，以火劫发汗，邪风被火热，血气流溢，失其常度。"在仲景看来太阳病中风，就是感受了"邪风"，进而使荣卫由原有的平衡状态，变成了荣弱卫强，此时使用桂枝汤发汗祛邪风、同时调和荣卫以治疗。

96. 伤寒五六日，中风，往来寒热，胸胁苦满，嘿嘿不欲饮食，心烦喜呕，或胸中烦而不呕，或渴，或腹中痛，或胁下痞鞕，或心下悸，小便不利，或不渴，身有微热，或咳者，小柴胡汤主之。

新解： 如果将"伤寒五六日，中风"连起来看，很难理解到底是伤寒病，还是中风病，但如果分开理解成"伤寒或者中风，五六日"，就像第 98 条笼统所说的"得病六七日"那样，就容易理解了。

这条是说，在伤寒或者中风病快 1 周时，一般来说都属于太阳病阶段。但患者出现了一阵发热恶寒，两侧胁肋部胀满，没有食欲，精神差，心烦而愁眉紧锁，时有呕吐。除了这些主要症状，有的还会见口渴、腹中疼痛、胁下（右侧是肝胆区、左侧是胃区）的硬满、心悸、尿少不痛快、发热、咳嗽等。这都提示病情传变，变成少阳病，推荐使用小柴胡汤治疗。

97. 血弱气尽，腠理开，邪气因入，与正气相搏，结于胁下。正邪分争，往来寒热，休作有时，嘿嘿不欲饮食，脏腑相连，其痛必下，邪高痛下，故使呕也，小柴胡汤主之。服柴胡汤已，渴者，属阳明，以法治之。

新解： 此条对小柴胡汤所主治病症的病机进行描述，核心病机是"血弱气尽，邪气因入"。病位在胁下，即少阳病的主要病位。

邪气战胜正气则恶寒，正气聚而再起抗邪则发热，正邪之间如此反复交争，所以出现"往来寒热"时有发作。胁下正是肝胆系统和消化系统所在，邪结于此，故缺乏食欲，正气不足，缺乏饮食滋养，故精神不振（"邪高痛下"，吴雄志解释为肝脏无感觉神经，肝有病时，藏在肝脏下面之胆区会痛，解读角度独特），这是典型的少阳病，用小柴胡汤治疗。

服用小柴胡汤以后，不论这些症状是否全部好转，只要出现了明显口渴，提示服药后胃气由虚转实，即要考虑传变为阳明病的可能，应考虑结合阳明病的相关治疗。

98. 得病六七日，脉迟浮弱，恶风寒，手足温，医二三下之，不能食，而胁下满痛，面目及身黄，颈项强，小便难者，与柴胡汤，后必下重；本渴，饮水而呕者，柴胡汤不中与也，食谷者哕。

99. 伤寒四五日，身热恶风，颈项强，胁下满，手足温而渴者，小柴胡汤主之。

新解：第98、99条可以对比来看。第99条所述的患者，患伤寒病还不到1周，一般还在太阳病阶段，身热恶风、颈项强，都是太阳病的症状。但患者同时有胁下满的症状，这属于少阳病的症状。患者手足是温的，提示还是阳证；有口渴症状，提示邪气有入里的表现；这些都可以见于少阳病。这个时候单纯治疗太阳病就不合适了。需要通过治疗少阳病以促进伤寒痊愈，小柴胡汤本身就有祛邪外出的作用，故推荐使用小柴胡汤。

第98条属于第99条的类证，二者应该鉴别。第98条的明显不同在于，经过了2～3次下法，出现了黄疸、小便难、肛门有坠重感、喝水会吐、进食会呃逆的症状。这种情况，属于邪热随误攻而入内，脾胃之阳因误下而受损，继而导致水饮内停，热邪与水饮有互结之势。这种情况要温太阴、化水湿、透热邪、解表邪（尚遗留"恶风寒""颈项强"的太阳病症状），已非小柴胡汤可以胜任，若仍选用经方治疗，或可用米汤送服五苓散＋茵陈末。

100. 伤寒，阳脉涩，阴脉弦，法当腹中急痛者，先与小建中汤；不差者，小柴胡汤主之。

新解：此条以脉诊代替病机，腹中急痛，是功能性的疼痛，虚实性兼有，先使用小建中汤甘以缓急止痛，如未好转，再使用小柴胡汤理气止痛。

【延伸阅读】"平脉"一语至今仍在民间使用：我在山西临汾一带参加社会实践时，当地人请诊脉，都说请大夫"píng píng 脉"，他们所说的便是"平脉"，在河北一些地区，也有这种说法。

101. 伤寒中风，有柴胡证，但见一证便是，不必悉具。凡柴胡汤病证而下之，若柴胡证不罢者，复与柴胡汤，必蒸蒸而振，却复发热汗出而解。

新解：此处是将"伤寒病""中风病"合在一起论述，也可以拓展到其他疾病，无论何种疾病，只要见到柴胡证中的"一证"都可以使用柴胡汤。如果柴胡证误用下法后，证候并没有发生变化，仍然可以使用柴胡汤，或正气已经因误下而受损，在服柴胡汤后正气得到振奋会与邪气交争，先出现战汗表现，继而痊愈。

【延伸阅读】湿热病与柴胡证：在临床中，湿热病是需要与"柴胡证"鉴别的一类疾病，湿热阻滞气机也会出现发热、呕恶、纳呆、胸胁苦满、精神不振，类似于小柴胡汤证，但其核心是湿热邪气阻滞三焦气机。小柴胡汤虽然能调理三焦气机，但无清热化湿之力，方中柴胡、黄芩虽可透邪解热，但方中有人参、大枣、炙甘草之甘温扶正，有半夏、生姜和胃化饮止呕，均足以助湿助热。后世医家针对湿热病发明有三仁汤、甘露消毒丹、蒿芩清胆汤。

102. 伤寒二三日，心中悸而烦者，小建中汤主之。

新解：这位患者得伤寒病 2～3 天了，没有经过任何耗伤正气的治疗，就出现心失所养而见心悸、心烦，这提示平素里虚。此时伤寒病是主要矛盾，如果抛开伤寒病不管，只补其虚显然是不恰当的，因此选择小建中汤，有一定的补虚扶正作用，也有治疗外感病的作用。

103. 太阳病，过经十余日，反二三下之，后四五日，柴胡证仍在者，先与小柴胡。呕不止，心下急，郁郁微烦者，为未解也，与大柴胡汤，下之则愈。

新解：太阳病的病程一般 7 天，可参看第 8 条"太阳病，头痛至七日以上自愈者，以行其经尽故也"。这位患者已经超过太阳病的自然病程十几天了，总的来看发病已经 3 周，病还没有好，这时一般属于少阳病范畴，但多次使用了下法，下法之后又过了 4～5 天，少阳病的小柴胡汤症状仍在，可以先使用小柴胡汤治疗。如果患者出现了呕吐不止，剑突下非常难受，并且还有烦躁，都提示病情在进展，还没有好转迹象，需要使用大柴胡汤强化治疗，大柴胡汤中有柴胡、黄芩、半夏调节少阳气机，同时还有大黄、枳实、芍药通闭散结气之治疗。

104. 伤寒十三日不解，胸胁满而呕，日晡所发潮热，已而微利，此本柴胡证，下之以不得利，今反利者，知医以丸药下之，此非其治也。潮热者，实也，先宜服小柴胡汤以解外，后以柴胡加芒硝汤主之。

新解： 患者患伤寒病已经 13 天了，还没有痊愈，说明这不是一个可以自愈的轻症，病情在进一步传变。现在出现了少阳病"胸胁满而呕"的症状，同时可见到阳明病"日晡所发潮热"的症状。这是比较典型的少阳阳明合病。

其中有一个症状比较让人困惑，即患者没有大便干结，反而腹泻。腹泻是不应该见于这种少阳阳明合病状态的。出现这种情况是因为用峻猛的丸药功效，使典型症状发生了不典型的变化。这个误治后的腹泻，并未对疾病的全局造成影响，还未达到"坏病"程度，治疗方案仍按照典型的少阳阳明合病治疗，先用小柴胡汤治疗少阳病，待少阳症状有所缓和，再用小柴胡汤加芒硝，兼顾阳明病的治疗。

105. 伤寒十三日不解，过经谵语者，以有热也，当以汤下之。若小便利者，大便当鞕，而反下利，脉调和者，知医以丸药下之，非其治也。若自下利者，脉当微厥，今反和者，此为内实也，调胃承气汤主之。

新解： 患者得伤寒病已经 13 天了，大多数患者是伤寒轻症，不会发生传变，这个时间病应该早就痊愈了。但是此条患者并没有痊愈，反而出现了胡言乱语症状，也是因胡言乱语而来就诊。此为疾病传变，出现了阳明病的一些征兆。病情不是很严重，稍微用下法清阳明之热，即可阻断疾病进一步传变。处方推荐调胃承气汤（可与第 29、30 条互参）。

【延伸阅读】张仲景式的医学推理：通过医学推理方式进行鉴别诊断是张仲景的一大特色，此条便记载了详细的推理过程。通过问诊发现，除了谵语，还有腹泻。这是第一个蹊跷之处。诊脉发现脉象很调和，没有什么特别严重的问题。既然脉象是调和的，应该无病才对，为什么会有胡言乱语，还有下利，这是第二个蹊跷之处。

谵语和下利并见不是应该先考虑阴证吗？仲景对这些问题的回答，使用了严密的医学推理。他说：患者小便是正常的，脉象也是正常的，这种情况大便应该是硬的，但患者却是腹泻，这一定是之前用过峻猛的泻药误治，破坏了身体原有抵御疾病的过程（即疾病的自然病理表现）。

如果是虚寒自利（三阴病范畴），脉应该有微厥（不足之象），类似厥证的脉。但患者脉是调和的，就除外三阴证。一边腹泻，一边脉还能调和，说明在不泻的情况下脉一定是实证之脉。因此断定，此是内实。

面对刻下误治之后谵语与下利并见，脉又调和的状态，调胃承气汤还适宜吗？这值得我们临证时斟酌。

106. 太阳病不解，热结膀胱，其人如狂，血自下，下者愈。其外不解者，尚未可攻，当先解其外。外解已，但少腹急结者，乃可攻之，宜桃核承气汤。

新解： 如将"膀胱"二字换为"血室"，则此条非常容易理解，亦可避免后世众多纷争，也不会再细分出太阳腑证之水结与血结。"膀胱"其实代指腹部，尤其是少腹、下腹这个区域。

"血室"是女性子宫，男性没有子宫，但在外感病中也会有"热入血室"症状，此条便是。这其实就是外感病中，伴见了二便不畅（可见于尿道、前列腺、膀胱、精囊精索、精索静动脉等急性病症，以及结直肠区域的急性病症），症状急迫，患者难受地像疯了一样，但不是真得疯了。如果能自己便（或尿）（脓）血，使局部感染灶得到引流，则病会自愈。如果尿道、前列腺、膀胱、精囊精索、精索静动脉及结直肠区域，没有原发病，一般也不会出现第106条所描述症状。最有可能的是，这些解剖部位的急性病症为原发病，但在全身表现出恶寒发热（以及菌毒入血之寒战）等太阳病表现。

仲景的治疗思路： 大多数情况下先解外，后攻里。后世医家发明了不少更好的办法，如胡天雄先生以麻黄汤加知母冷服治疗泌尿系急性炎症之恶寒高热、淋痛，就非常巧妙，可供第106条所述病症借鉴。注意，是借鉴，可借鉴思路，而不是套用方药。

【延伸阅读】"膀胱"与"神志"：男性泌尿生殖系统的病症与神志有密切的相

关性。比如，手术室的麻醉师都有经验，壮年男性在唤醒麻醉过程中出现特别狂躁，但意识内容又似乎不完全混乱，拔除导尿管可能是最佳处理方案；此外，青壮年慢性前列腺炎症也常伴有神经精神症状。

107. 伤寒八九日，下之，胸满烦惊，小便不利，谵语，一身尽重，不可转侧者，柴胡加龙骨牡蛎汤主之。

新解：这个患者已经患病 8～9 天了，这期间的症状如何进展，仲景没有描述。只知道他用过下法，也记载了刻下的症状。下法会导致消化系统的损伤，出现下利、痞满、呕吐等不良反应。此条所记载的精神症状、小便不利症状均非下法所引起。推知在使用下法之前，患者就已经出现了这些症状。

这是伤寒病中的一个不典型的"变证"，症状复杂，既不是太阳病、阳明病，也不是少阳病，更非三阴病。既然症状复杂，就只能用复杂之治法破解此病，寒热并用、补泻兼施，三阳病主方中唯柴胡剂最符合要求，因此便有此药味仅次于麻黄升麻汤的复杂之方——柴胡加龙骨牡蛎汤。小柴胡汤去甘草（针对全身及胸满）＋茯苓、桂枝（小便不利）＋大黄（谵语）＋龙骨、牡蛎、铅丹（烦惊）。

龙骨、牡蛎，仲景用来镇静安神，《伤寒论》全书共使用 3 次，其余两处为第112 条的"火迫惊狂"，第 118 条的"烧针烦躁"。

"一身尽重，不可转侧"是一种自觉身体重滞的症状，但在此处是仲景望诊到的现象，因患者已经处于"胸满烦惊""谵语"等精神错乱状态，不可能主动诉说病情。

患伤寒病以后还会出现这么多精神症状的一定是平素有神经系统基础病的人，如癫痫、惊厥，或者神经比较敏感，容易妄见妄闻易受惊吓之人。柴胡加龙骨牡蛎汤在后世也常用于治疗这类内科杂病。很少有用此方治疗外感病的报道。

108. 伤寒，腹满谵语，寸口脉浮而紧，此肝乘脾也，名曰纵，刺期门。

新解：本条之"纵"及第 109 条之"横"难解，可以肯定的是，"纵"与"横"是仲景用来命名这两种病理状态的，"纵"是腹满＋谵语（神经症状），"横"是腹满＋汗尿不利（水液代谢障碍）。这两种状态仲景都推荐了针刺期门治疗。

109.伤寒发热,啬啬恶寒,大渴欲饮水,其腹必满。自汗出,小便利,其病欲解;此肝乘肺也,名曰横,刺期门。

新解：我将"其病欲解"后面的逗号，断为分号。然后将此条分两节来看。

患者在伤寒病（也可以推广到其他外感病）中，发热会消耗很多津液，如果患者还有"大渴"，一定会主动喝水解渴，此时患者的生活还能自理，饮水自救是本能，因为太渴了。古代也不一定有今天的条件，随时能喝到温热水，太着急导致喝了一肚子凉水，喝完之后"其腹必满"，喝了凉水可能腹满更厉害。这个时候，患者有两种结局。

第一种：过一会阳气把水蒸腾气化变成津液（注意，此处不用"胃肠道把水吸收"来描述，因为水液的代谢，是全身多脏器功能的综合体现，唯有中医学的"阳气"和"气化"学说，能简明恰当地概括这个过程），出汗，也有尿了，患者多半要自己好了，更客观地说，这种患者的伤寒病，很容易治好。

第二种：水还在消化道，腹胀满不缓解，这种状态即"此肝乘肺也，名曰横，刺期门"。但是刺期门不一定能治好。

【延伸阅读】输进人体的液体必须通过阳气的"蒸腾气化"才能变为"津液"：患者饮水自救的能力在住进 ICU 时就基本丧失了，这个时候完全由医生来判断患者容量（准确地说是"津液"）是否缺乏（"渴不渴"），由医生来决定给患者补充多少容量（准确地说就是"喝水"，而非补津液），从输液达到补充津液的目的，关键点在于"人体的阳气"是否能将之"蒸腾气化"。

在 ICU 领域中有一句俗语："尿量是穷人的心输出量"，这是现代医学强调尿量在休克治疗和血流动力学评估中的意义。其实，尿量就是患者阳气蒸腾气化水平的反映，在感染性休克的危重患者中，通过治疗，患者很快能有尿，那么这个患者预后是好的，是比较容易救活的。

110.太阳病二日,反躁,反熨其背,而大汗出,大热入胃,胃中水竭,躁烦,

必发谵语，十余日，振栗，自下利者，此为欲解也。故其汗从腰以下不得汗，欲小便不得，反呕，欲失溲，足下恶风，大便鞕，小便当数，而反不数，及不多，大便已，头卓然而痛，其人足心必热，谷气下流故也。

新解：患者得太阳病第二天，出现躁烦，说明邪气炽盛，很容易出现传变，在第4条已经说过，"伤寒一日，太阳受之，脉若静者，为不传；颇欲吐，若躁烦，脉数急者，为传也"。如果使用中药，应该用大青龙汤。但是医生给患者采用了物理逼汗的方法，把砖头、鞋底在火上烤一烤，趁热熨背部，确实发了大汗，但是也明显助热了。大青龙汤之所以用石膏，就是因为患者已经出现烦躁，单纯使用辛温发汗会助热。物理逼汗后患者烦躁得更厉害，且还有谵语。这种情况，如果不管，过上半个月，通过饮食饮水补充津液，机体也能自行恢复，自愈前会出现一个现象就是寒战、腹泻，这是津液自和、驱邪外出的表现。

患者使用熨背发汗，发汗时会出现只腰以上出汗，这是被热力强行逼出来的局部出汗；发汗后那几天，会出现排尿的刺激感觉，但排不出多少尿，这是津液不足的表现；也会出现干呕，呕的时候反而会少量遗尿，这是脾胃之气受损的虚弱表现；还会觉得脚凉，大便比较干硬，一般大便干硬者小便都是频数的，但此条患者因为津液受损，并没有小便频数；排完大便站起来时还会出现一阵头痛，足底由之前的觉得冷，变成了一阵发热，这是因为津液不足，血容量欠缺，站起来时头部失养而痛，排便时的体位压迫以及腹压的增加，使下肢的血循环几乎中断，排便结束后压迫解除，血液循环恢复（谷气下流），所以突然觉得足心发热了。

111. 太阳病中风，以火劫发汗，邪风被火热，血气流溢，失其常度。两阳相熏灼，其身发黄。阳盛则欲衄，阴虚则小便难。阴阳俱虚竭，身体则枯燥。但头汗出，剂颈而还，腹满微喘，口干咽烂，或不大便，久则谵语，甚者至哕，手足躁扰，捻衣摸床。小便利者，其人可治。

新解：此条可与第6条中的风温用火劫发汗后的变证一起学习。太阳病中风，正确的发汗方法是，使用桂枝汤后啜粥温覆，待营卫调和汗出漐漐而解。风邪是阳邪，再用火劫发汗，两阳相合（后世称"风火相煽"），伤阴非常严重，甚则动血，神失所养而乱，变证百出，可见到"衄""小便难""身体枯燥""谵语"等。最终通过小便来判断患者还有没有挽救的可能。

【延伸阅读】危重患者的小便是判断"津液"和"气化"的重要指标："小便利"是人体的津液尚充足，气化功能尚良好的综合体现，这种患者是比较容易治愈的。《伤寒论》里对津液的判断贯穿始终。通过"小便利"与"小便不利"判断预后，其实质是通过"津液盈虚"和"气化功能"判断预后。

112. 伤寒脉浮，医以火迫劫之，亡阳，必惊狂，卧起不安者，桂枝去芍药加蜀漆牡蛎龙骨救逆汤主之。

新解：患者是伤寒太阳病，用"火劫"发汗，最终出现像疯掉一样的症状，惊惧狂躁，卧起不安。仲景认为这是"亡阳"导致的，推荐的方子里除龙骨、牡蛎具有镇静安神作用，其他药物并无温阳的效果，尤其蜀漆，历代本草仅记载其催吐和止疟，从未记载过可以治疗"惊狂"，更没有温阳一说。此方存疑。

【延伸阅读】温阳法治疗狂证：亡阳会导致惊狂较难理解。但读医案确实常能遇到用温阳药治好的"狂证"，如喻嘉言《寓意草》记载的"辨徐国祯伤寒疑难急症治验"，患者伤寒七日，异常大躁，将门户洞开，躺卧地上，甚至还要跳入井里才觉得凉快，喻嘉言通过患者不欲饮水，脉象洪大无伦重取无力，断定为阳欲暴脱之证，力排众议，用四逆加人参汤治愈。这种情况应该属于少见病症，遇到以后要根据病史和治疗经过，反复辨析，将其他病机一一排除之后，最后才考虑使用温阳法治疗。

113. 形作伤寒，其脉不弦紧而弱。弱者必渴，被火者必谵语。弱者发热脉浮，解之，当汗出，愈。

新解：患者发病后来就诊，症状和伤寒一样，恶寒、无汗、发热、身体酸痛，但仲景诊脉后发现脉并不是伤寒病的"浮紧脉"，而是一种相对于"紧脉"来说偏弱的脉，"弱脉"提示寒邪不是很严重，多会伴有热象，所以存在口渴症状。这个时候如果使用火劫发汗，一定会助内热而引起谵语。

【延伸阅读】"汗出"是目的而非方法：如果患者脉虽弱，但也见浮象，仍要通过"汗出"来解病邪。注意，此处"汗出"是目的，而非用辛温发汗的方法。这个患者更像是温热病，后世温病学中的处方（如银翘散）可资参考。

114. 太阳病，以火熏之，不得汗，其人必躁，到经不解，必清血，名为火邪。

新解：太阳病的治疗需要发汗，但发汗要选择恰当的方式。用火烤助热的方法来发汗，副作用比较明显。如果通过烤火发出一些汗了，可能会有利于病情好转；但如果没有烤出汗，又会因火的灼烤助热而更加烦躁。

患者使用了"火熏"的发汗方法，但发汗失败了。过了7～8天后，病还没有痊愈，大多数太阳病到这个时间不治也该自愈了，此时是"火邪"为患，已不是单纯的太阳病了，这时一定会因火邪动血而出现便血。

115. 脉浮热甚，而反灸之，此为实，实以虚治，因火而动，必咽燥吐血。

新解：从这条来看，仲景认为灸法是治疗虚证的，这与针灸经典专著《灵枢经》的认识是一致的，《灵枢经》多处提到"陷下则灸之"。仲景认为灸法治疗"脉浮热甚"是犯了"实实之戒"，必助热邪而咽燥，甚则动血而吐血。

116. 微数之脉，慎不可灸。因火为邪，则为烦逆，追虚逐实，血散脉中，火气虽微，内攻有力，焦骨伤筋，血难复也。脉浮，宜以汗解，用火灸之，邪无从出，因火而盛，病从腰以下必重而痹，名火逆也。欲自解者，必当先烦，烦乃有汗而解。何以知之？脉浮，故知汗出解。

新解：这条承上条详细论述了灸法的禁忌，即脉数不可灸，即使是脉略微有点数，也不能灸；表证脉浮不宜灸。二者灸后均会出现热邪内攻。表证脉浮施灸后，虽属误治，但也能自己恢复，恢复前兆是先烦，再汗出，然后病解。因为脉浮，邪从表来，仍要从表出，所以即使自愈，也应该汗出而解。这个自愈过程类似于一种轻微的"战汗"。

【延伸阅读】周楣声通过医疗实践否定了"热证禁灸"：仲景对灸法之评判，说明当时的灸疗医学还不够发达。近现代中医学家周楣声先生，在安徽暴发流行性出血热期间，广泛使用灸法，通过临床数据否定了原有"热证禁灸"的传统，将成果撰写成《灸绳》一书，广为传颂，为中医灸法学之发展做出了巨大贡献。

117. 烧针令其汗，针处被寒，核起而赤者，必发奔豚。气从少腹上冲心者，灸其核上各一壮，与桂枝加桂汤，更加桂二两也。

新解："烧针"类似于今日的火针治疗。但今日的火针器具精良，不会留下明显的针孔，更未见过局部"核起而赤"。仲景时代的烧针，必有所不同，创伤较大，针孔处还会发红突起，仲景认为这是针孔的地方感受寒邪，会诱发奔豚。奔豚的表现，是自觉有一股气从下腹上冲心，属于一种自觉症状，即神经官能症。

现在基本不会遇到伤寒用烧针治疗，更不会遇到烧针治疗后针孔发生红肿突起的情况，但发病症状与此条所述"奔豚"症状一致的病，还是偶尔有之。患者的症状是如何演变而来，可以不探究，但刻下的这些症状可借鉴《伤寒论》的相应处方，桂枝加桂汤仍适用。所谓"方证相应"即指此而言。

118. 火逆，下之，因烧针烦躁者，桂枝甘草龙骨牡蛎汤主之。

新解："下之"二字如果去掉，更容易理解。上文多处提到"火逆"会导致烦躁，第 119 条提到"烧针"会引起惊恐，这两种治疗导致的不良反应——烦躁，推荐使用桂枝甘草龙骨牡蛎汤。

"下之"比较费解。下之后，出现烦躁？书中除第 107 条外未再论及下法有此变证，只提到了下后"气上冲"；或者是对"火逆"进行下法之后？如第 112 条的火逆惊狂症状，确实会让医家想到用下法治疗，通过下法后惊狂症状缓解到只剩下"烦躁"，则推荐用桂枝甘草龙骨牡蛎汤。但如此曲解，又将"亡阳"之病机置于何处？不如删去"下之"二字为妥。

119. 太阳伤寒者，加温针，必惊也。

新解：太阳病 - 伤寒之症状，前已论及，即我们通俗理解的表证，有的伴有高热。"温针"是一种治疗，大约相当于今日之"火针"或"温针"（针刺入穴位后，于针尾插上小段艾柱点燃）一类。用火针或温针治疗表证"必惊"，从现今的医疗实践来看，用现代针具，未见有治疗后出现"惊证"之报道。在仲景时代，发生频率却很高，或许与针具不同有关。

120. 太阳病，当恶寒发热，今自汗出，反不恶寒发热，关上脉细数者，以医吐之过也。一二日吐之者，腹中饥，口不能食；三四日吐之者，不喜糜粥，欲食冷食，朝食暮吐，以医吐之所致也，此为小逆。

新解：此条论述太阳病误用吐法后的系列变证，可见当时"汗""吐""下"三法，在伤寒病中应用已非常普遍，不恰当使用的情况也非常多。

仲景主要通过症状和脉诊之"关上脉细数"，来初步判定患者使用了吐法，但最终确定还是得靠问诊。在伤寒的不同病程用吐法，结局不一。仲景所描述的症状是由轻到重，饥而不能食最轻，朝食暮吐最重。总结经验时可以写得一条一条，很整齐，但临床中一定不是这么整齐的，整齐到一天一个模样。比如第121、123条，就是一个个具体的患者。

121. 太阳病，吐之，但太阳病当恶寒，今反不恶寒，不欲近衣，此为吐之内烦也。

新解：此是接第120条，详细论述因误用吐法后，导致患者的临床症状不再典型，患者由原来的"恶寒发热"，直接变为"恶热"，觉得穿衣服太热。仲景此条是为了提示临床医生，不要将这种情况误判为阳明病。

吐法可以导致如此严重的"内烦"，其机制是值得探讨的。我们在临床工作中，会遇到各种类型的呕吐，即使很剧烈的呕吐，也不会引起如此严重的烦热。推测"吐之内烦"是药物的刺激作用使然，因药物刺激上消化道，而使患者产生灼热感，难以耐受，无可名状，继而导致精神状态的改变，是谓"内烦"。其程度比第76

条吐后之虚烦懊𢙣程度重，按照仲景的治疗认识，这种因药物导致的变证，先考虑停药，待其自行恢复；如果等了 1 天后还没有恢复，可以考虑药物干预，虽然没有推荐方药，但仍可试用栀子豉汤。

122. 病人脉数，数为热，当消谷引食，而反吐者，此以发汗，令阳气微，膈气虚，脉乃数也。数为客热，不能消谷，以胃中虚冷，故吐也。

新解："客热"是外来之热，是一种假的热象，非人体内生理之"热"，故没有消化食物的功能。导致脉数的原因，是发汗治疗后伤了正气，中气虚弱不足而出现的脉数。中焦阳气受损后，胃中其实是虚寒的，所以吃了东西会吐。

123. 太阳病，过经十余日，心下温温欲吐，而胸中痛，大便反溏，腹微满，郁郁微烦。先此时自极吐下者，与调胃承气汤。若不尔者，不可与。但欲呕，胸中痛，微溏者，此非柴胡汤证。以呕，故知极吐下也。

新解：这是论述一种"过经未愈"的情况。此条论述的患者，遗留了消化道不适症状，从得太阳病算起，已经 20 多天了（太阳病 7 天＋过经 10 余天），此时外感病其实已经痊愈，剩下的是遗留症状。患者总是觉得胃里满满的，胃里有东西想往上反，有要吐的感觉，胸中也觉得疼痛（常见于胃食管反流），腹部有点胀满，情绪方面有点烦躁。既然是以消化道症状为主诉就诊，仲景自然还要问大便等情况，按仲景的经验，这类患者大便应该干才对，但问诊发现大便是稀的。这就要详细鉴别诊断了。

如果患者之前用了剧烈的吐法和下法，使胃受了损伤，出现胃气上逆食管反流，还遗留有热邪，即使患者此时大便溏，也要先用点调胃承气汤清热降胃气。这位患者在就诊时"欲呕"症状突出，因此推测患者之前用过剧烈的吐下治疗。

如果患者没有经过剧烈的吐法和下法，就要另当别论。先与少阳病鉴别，少阳病是胸胁满痛（身体的两侧），不是胸中痛（胸骨后正中央），少阳病也不应见"便溏"，因此不适宜使用小柴胡汤。仲景未推荐使用何方，从患者的症状推知病机是上焦有热，中焦不运，下焦有寒，第 173 条的黄连汤非常适合，方中有大量黄连清热，服用法提示要少量频服，以避免加剧恶心呕吐。

【延伸阅读】应重视针对外感病后遗症的中医治疗：一般我们患外感病，不论治与不治，以及治的恰当与否，都会有个终点，或是疾病痊愈了，或是疾病进展为重症，重症久久难愈又可由重转危而死。还有一种情况非常困扰患者，但常被我们医生忽略，患者的"外感病"（如新型冠状病毒病）治愈之后，患者仍有很多不适症状且持久不愈，这些症状可能是外感病遗留下来的，也可能是医源性的，就如此条所说的"极吐下"，这些症状会对患者的身心产生很大的影响，比如有的新型冠状病毒病患者，治愈后长时间存在乏力、气短或食欲不振等症状，但检查又没有异常，只能归为"抑郁焦虑"，而中医学对此则有较好的治疗方案。

124. 太阳病六七日，表证仍在，脉微而沉，反不结胸，其人发狂者，以热在下焦，少腹当鞕满，小便自利者，下血乃愈。所以然者，以太阳随经，瘀热在里故也，抵当汤主之。

新解：这个患者出现太阳病已经 1 周了，仍然有恶寒发热等表证，但脉却微而沉，与表证不太符合。这必然是有邪气结在里面，先要考虑最常见的邪气内结之病——结胸，但患者并无结胸体征。患者还有发狂的症状，发狂一般病灶都是在下焦（下腹部，包含泌尿生殖系统、肠道），诊查少腹部确实是硬满的，更加确定了病灶在下焦。小便自利，说明病灶不在泌尿系统，可能在生殖系统或结直肠区，推荐使用抵当汤攻逐瘀血。仲景还解释了患者出现这个病，是因为太阳病随经而结于内，这种解释仅供参考，不宜奉为真理。

【延伸阅读】张仲景也很重视寻找"感染灶"：此条患者严格意义上讲是"类伤寒"，是因为体内某处存在邪气内结（感染灶），外在表现为伤寒病的发热、恶寒等症状。至于邪气到底结在哪里，就需要我们进行寻找，这个过程和今天的 ICU 医生寻找感染灶一样。仲景从最常见的几个部位，由上到下寻找，诊查上焦胸部发现并没有结胸（包含肺），然后就要找中焦胁肋部（包含胆道系统）及下焦下腹部。

125. 太阳病，身黄，脉沉结，少腹鞕，小便不利者，为无血也。小便自利，其人如狂者，血证谛也，抵当汤主之。

新解：这是承第 124 条叙述，拓展抵当汤的适应证。患者除了发热、恶寒的太阳病症状，还有以黄疸为突出的症状，脉沉结提示内部有病灶，通过切诊初步判定病结在少腹。进一步通过"小便"和"神志"明确病位，如果小便不通利，说明是膀胱泌尿系统的急性病症；如果小便是正常的，患者又有狂躁不宁的精神表现，则病位更深一层（或在生殖系统），这种就是有瘀血内结了，推荐使用抵当汤。

126. 伤寒有热，少腹满，应小便不利，今反利者，为有血也。当下之，不可余药，宜抵当丸。

新解：这是重申了通过小便利与不利，对病位病性进行鉴别的方法。伤寒病发热，如果伴随有少腹满的症状，最常见的是泌尿系统感染，会见到小便频、急、痛等刺激症状，如果小便是正常的，就要考虑病位比较深，属瘀血内结，一般需要使用抵当丸。

127. 太阳病，小便利者，以饮水多，必心下悸；小便少者，必苦里急也。

新解：太阳病，小便应该是多还是少，没有一定规律。每个人身体状况不同，病的程度也不同。一般来说，太阳病发热，会有不显性失水，小便会比平时少一些，但"气化功能"好的人，通过饮水及时补充，小便量和平时不会有太大差别，如果喝得过多，小便量反较平时会增多。"小便利"就是尿多且顺畅，说明"气化功能"是好的，这种人也不太容易出现水停于胃，而会出现水饮导致"心下悸"。"小便少"伴随的是小便黄赤灼热等泌尿系统刺激症状，此即"里急"。

辨太阳病脉证并治（下）

128. 问曰：病有结胸，有脏结，其状何如？答曰：按之痛，寸脉浮，关脉沉，名曰结胸也。

129. 何谓脏结？答曰：如结胸状，饮食如故，时时下利，寸脉浮，关脉小细沉紧，名曰脏结，舌上白苔滑者，难治。

130. 脏结无阳证，不往来寒热，其人反静，舌上苔滑者，不可攻也。

新解： 第128～130条对"结胸"和"脏结"进行了鉴别诊断。

结胸是"一类"急性发热性的疾病，脏结不是急性的、发热性的，可以视为缓慢进展的"一类"慢性疾病。"一类"而非具体到"某一个病"，是因为汉代的解剖学知识有限，在疾病的鉴别诊断上还不能非常准确，所鉴别的某个疾病，其实涵盖了今天现代医学视角下的一类疾病，因此都用"一类"描述。其优势是，仲景所给的一个治疗可以治疗"一类"病机相似的现代医学视角下的疾病，而不仅仅是一个具体的病。

结胸用到的最重要的治法就是攻下法，"结"指郁结状态，后世认为是热邪与痰水互结，这是从治疗结胸用的甘遂、葶苈子等药物来推测病机的。结胸剑突下是有压痛的，是影响进食的，脉象是寸浮关沉。脏结不痛，不发热，不影响进食，脉是寸浮关小细沉紧。脏结本身就有下利，又非急性病症，非实热证，故禁用攻下法。

【延伸阅读】在危重病的救治中要注意识别"新感"与"宿疾"：在临床中管理住院患者，尤其是 ICU 复杂危重的患者，需要鉴别患者众多的疾病中，哪一个是新发的急性病，即可逆转的，哪一个是宿疾，即无法逆转的，这直接决定了 ICU 的治疗终点。鉴别疾病新旧的方法有很多，此处结胸与脏结鉴别点在于"饮食如故，时时下利"，急性感染性疾病，消化功能都会受到影响。

131.病发于阳，而反下之，热入，因作结胸；病发于阴，而反下之，因作痞。所以成结胸者，以下之太早故也。结胸者，项亦强，如柔痉状，下之则和，宜大陷胸丸。

132.结胸证，其脉浮大者，不可下，下之则死。

133.结胸证悉具，烦躁者亦死。

新解： 此论述结胸和痞的病因，一家之言，仅供参考，不一定就是对的，或者说临床中大多数时候，仲景这句话都是不对的。

脉浮大者不可下，不只结胸病如此，其他病也是如此。"下之则死"，攻下后患者会死，那么不攻下，患者就能活吗？不尽然。脉证不应，病情较重。所以紧接着又说，见到"烦躁"也说明病重，难救活。

134.太阳病，脉浮而动数，浮则为风，数则为热，动则为痛，数则为虚。

新解： 有风热之邪，且有痛处，很像《金匮要略》论"痛"部分。结胸证，亦是局部有感染灶（邪热内蕴），在外表现出"表证"。

134.头痛发热，微盗汗出，而反恶寒者，表未解也。

新解： 这论述了另一种非典型的太阳病。患者"微盗汗出"提示有内热，但同时存在恶寒、头痛，可知仍有表邪未解，治疗还应注意解表，而不宜直接清热。

134.医反下之，动数变迟，膈内拒痛，胃中空虚，客气动膈，短气躁烦，心中懊恼，阳气内陷，心下因鞭，则为结胸，大陷胸汤主之。

新解： 结胸病，发病即为结胸，不能认为是因误下而成。此段论述了误下的损伤机制，可资借鉴。伤胃气为胃中空虚；伤阳气为阳气内陷；邪仍在为客气仍在，扰动胸膈，而见烦躁懊恼。

误下之后，使原本的实证，变为虚实互结之证，使疾病由简单变得复杂。治疗用药也须由单纯之祛邪，转变为"调和"之法。这一因误下而导致的病机变化，在《伤寒论》中经常被论述到。

134. 若不结胸，但头汗出，余处无汗，剂颈而还，小便不利，身必发黄也。

新解：仲景也知道，不是所有的误下都会结胸。这一条就论述了一个新的病症——汗出异常，脖子以上出汗。仲景又预测了一个新的疾病，即这种汗出异常同时伴见小便不利，会"发黄"，发黄主要指的就是"黄疸"。仲景这种预测，仅适应于他当时经历的瘟疫，一种会出现肝损伤黄疸的瘟疫，在他当时所经历的瘟疫中，如果出现了这些症状，患者很快就会出现黄疸。这种预测在现代临床中缺乏指导意义，"脖子以上出汗"在生活中非常常见，但不会无缘无故出现小便不利，更不会出现黄疸。

大陷胸汤**新解：**大黄煮汤，把芒硝化进去，冲甘遂末。临床使用非常简便。

135. 伤寒六七日，结胸热实，脉沉而紧，心下痛，按之石鞕者，大陷胸汤主之。

新解：患者病程是发病1周，即发热等前驱症状出现1周后，结胸症的本来面目开始显露。症状是剑突下疼痛，体征是按着石硬、脉沉而紧。症状体征过于简单，无从判断疾病的危重程度，但从"按之石鞕"来看，腹膜刺激非常剧烈，病情严重。因此推荐峻猛的大陷胸汤攻逐邪气。

136. 伤寒十余日，热结在里，复往来寒热者，与大柴胡汤。但结胸，无大热者，此为水结在胸胁也，但头微汗出者，大陷胸汤主之。

新解：患者发病2周左右，还没有痊愈，属于"热结在里"的阶段（可以通俗地理解为体内存在未清除的"感染灶"）。但还是表现为时有恶寒发热，说明人体还有抗邪外出的趋势，用大柴胡汤，既可以透邪外出，又可以清里热。如果没有这些发热恶寒症状，说明机体已经没有让邪出表的趋势了，直接下之。"无大热者"即体温不高了。和第135条一样，此条仍然不足以判断"结胸"的危重程度，提示了治疗用药的"因势利导"。

137. 太阳病，重发汗而复下之，不大便五六日，舌上燥而渴，日晡所小有潮热，从心下至少腹，鞭满而痛，不可近者，大陷胸汤主之。

新解：对太阳病的治疗，发汗是正确的方法，但是疾病没有随汗而解，又用了发汗法，还是未好转。说明这个病不是"伤寒"，而是其他疾病，前驱症状与伤寒难以鉴别。

此条文对"结胸病"症状进行了比较准确的描述：①大便不通；②舌干燥而渴；③日晡小潮热；④满腹硬痛，手不可近（严重的腹膜刺激征）。

推荐的治疗方案是大陷胸汤。但是大陷胸汤能解决这个问题吗？从 ICU 救治急腹症的经验来看，用仲景的治疗方案，只能说生死参半。患者病情危重，津液和营养损耗极其严重，此时用大陷胸汤攻之是背水一战，置之死地而后生。能耐受攻下，攻之可通，则还有生机，否则只是加快死亡。

【延伸阅读】现代 ICU 如何治疗"结胸"：针对此条所说的"结胸"病，现在的治疗方法就丰富多样了，可以在补液、静脉营养支持的基础上，随症施治，存在胃肠穿孔者可以采用中药外敷、中药结肠滴注，必要时，或时机成熟时，还可以手术治疗。生存率自然比仲景时代高了很多。

138. 小结胸病，正在心下，按之则痛，脉浮滑者，小陷胸汤主之。

新解："小结胸病"，名字起的非常有趣，处方也用"小"来命名陷胸汤，但其和大陷胸汤所治疗的病，不可同日而语。疾病的预后也远好于真正的"结胸"病。两个完全不同的病却使用雷同的病名，两个完全不同的方却使用雷同的方名，所反映的是鉴别诊断的局限性，这是时代的局限性使然。"按之则痛"，是医生查体的一个体征。不按则不痛，这是区别于大陷胸汤所治的"疼痛"。一个是急性的、危重的；一个是和缓的。

【延伸阅读】重症感染患者应有意识鉴别"小结胸病"：在 ICU 的临床中，需要医生有意识的识别出"小结胸病"，因为不去主动查体按压心下，很难发现症结所在。另外，ICU 治疗中常使用到镇静镇痛治疗，是否会掩盖"压痛"体征呢？

据我的经验，除了特殊疾病需深度镇静镇痛，目前浅镇静已经在 ICU 达成共识，大多数镇静状态不会掩盖明确的"压痛"体征。古代有不少危重症医案，患者病情复杂或伴意识障碍或伴喘粗，开窍、平喘、退热等治疗皆无佳效，经用小陷胸汤一类开达胸膈痰热郁结之治疗而愈。如在《王氏医案续编》中记载王孟英治疗濮树堂室：怀妊五月患春温，口渴善呕，壮热无汗，旬日后始浼孟英视之。见其烦躁谵语，苔黄不燥。曰：热阻气也，病不传营，血药禁用。试令按其胸次，果然坚痛，而大解仍行，法当开上。用小陷胸加石菖蒲、枳实、杏、贝、茹、郁、栀、翘等药，芦菔汤煎服。服二剂神情即安，四帖心下豁然，惟心腹如烙，呕吐不纳，改投大剂甘寒加乌梅，频啜渐康，秋间得子亦无恙。

139. 太阳病，二三日，不能卧，但欲起，心下必结，脉微弱者，此本有寒分也。反下之，若利止，必作结胸；未止者，四日复下之，此作协热利也。

新解：患者在发病 2～3 天后，出现了本疾病不应该出现的症状。"不能卧，但欲起"这个状态，我们最常想到的是心力衰竭的肺水肿，慢性心衰常因外感而诱发急性加重，患者感觉最不舒服的区域，就是剑突一带，也就是仲景所说的"心下"。还有一个大家不太注意的，就是平素胃胀满容易停饮的，也会有平卧不适的表现。两个病虽然有轻重缓急之别，但其核心病机均为水饮上泛。总的来说，这是一个有慢性基础病的患者，罹患了太阳病。

脉微弱，提示患者是个正气虚弱的人，发病 2～3 天不至于因急性病消耗而导致脉微弱，只能说明此人素来体虚。这种虚人使用下法，会导致消化系统受损，而出现变证，如"必作结胸""此作协热利也"，但并不是百分百会出现。

140. 太阳病，下之，其脉促，不结胸者，此为欲解也。脉浮者，必结胸。脉紧者，必咽痛。脉弦者，必两胁拘急。脉细数者，头痛未止。脉沉紧者，必欲呕。脉沉滑者，协热利。脉浮滑者，必下血。

新解：太阳病，不应该用下法。但真的误用了下法，也不见得就一定会治坏。这句论述的，就是疾病没有因误下而出现"病随药转"，人体正气仍有力抗邪，从而向愈。

"必"有人解说为"可能"的意思，这纯粹是为尊者讳。我们不去强行解释每一条，而是从侧面来破解，为什么会有这么多脉证描述。在这种传染病流行期间，仲景诊治了好多位在疾病初期就误用下法的患者，有的误下后自愈了，有的误下后出现了结胸，有的误下后仍遗留明显的咽喉疼痛，有的以两胁不适为主诉，有的仍有头痛，有的还出现了呕吐或者腹泻，甚至有的出现了便血（比如本来就有痔疮或肠炎的患者，或者本次罹患的即是会出现出血症状的肠伤寒、痢疾）……因此就记录了下来。这些患者放在一条论述，彼此之间的共性仅有一个，那就是"太阳病，下之"。

141. 病在阳，应以汗解之，反以冷水潠之，若灌之，其热被劫不得去，弥更益烦，肉上粟起，意欲饮水，反不渴者，服文蛤散。若不差者，与五苓散。

新解：患者得了外感病后出现恶寒发热，虽然热度很高（如体温 39℃ 以上），但病位还比较表浅（病在阳）。这种发热需要按照《素问》"体若燔炭，汗出而散"的指导，使用发汗法以退热治疗，现在反而使用了冷水喷洒皮肤和喝冷水的方法退热，这就治错了。寒主收引，经寒冷刺激之后腠理更难打开，热更加透散不出去，热不能外散而内郁，患者会更加心烦，皮肤也因为寒冷刺激而起了很多"鸡皮疙瘩"。仲景认为此时先要解决"形寒饮冷"导致的误治，胃肠停饮不严重先服用文蛤散，严重的要用五苓散，待饮邪去除以后，再发汗退热治疗。

【延伸阅读】中医学和物理降温的历史沿革：仲景在此处论述了不恰当的物理降温后，病情出现了新变化，即表邪未解的同时，合并了水液代谢障碍，并推荐了两个调节水液代谢的处方。物理降温本身并没有好坏，全看医生能否合理应用。中医学史上，也不是所有外感发热都禁用物理降温，如程杏轩治疗暑风高热抽搐时，就发明了类似于现今"冰毯"的物理降温法，躺在特制的黄土上降温。我曾写有《漫谈物理降温》，收录在医话著作《青囊散记》中，文中结合一些例子，比较详细地探讨了中医学史上对待物理降温的态度。

141. 寒实结胸，无热证者，与三物小陷胸汤，白散亦可服。

新解： "结胸"是个比较宽泛的病名诊断，因此此处又出现了"寒实结胸"。病名太宽泛会对研究者造成困难，徐灵胎研究《伤寒论》多年后，果断放弃对"病"的探讨，转而从方剂入手研习《伤寒论》，用7年之力写出了《伤寒论类方》。在徐灵胎看来，这组症状定义为什么病名，并不重要，重要的是这个方可以解决这组症状。中医学的许多病名都有太随意化的问题。此处所推荐的白散，是个很好的方剂，与大陷胸汤的一派寒药形成了对比，给临床多了一种参考，可惜的是现今临床很难获得巴豆了。

142. 太阳与少阳并病，头项强痛，或眩冒，时如结胸，心下痞鞕者，当刺大椎第一间、肺俞、肝俞，慎不可发汗，发汗则谵语。脉弦，五六日谵语不止，当刺期门。

新解： 太阳病应该发汗的，但这个患者同时还有少阳病（眩冒、心下痞硬），治疗就没有那么简单了，所以"慎不可发汗"。如果鲁莽发汗，就治乱了，治成了"谵语"，病情看起来迅速加重，这就出现了"医源性危重症"。"并病"的治疗要同时兼顾，慢慢治，针刺大椎和肺俞治太阳病，针刺肝俞兼顾少阳病（用方药治疗也是同样原理）。仲景还提供了本例"医源性危重症"的处理方法，先停止误治，简化治疗，然后等待自我修复，如果等了5~6天还没有恢复，可以刺期门。

【延伸阅读】ICU的医源性危重症：ICU的"医源性危重症"也是一样的处理，停止误治，简化治疗，等待自我修复，如果等了3天还没有恢复，再行积极干预。其中的难点在于，医生识别不出来是"医源性危重症"，如果医生具有识别能力，那么就一定不会让患者出现这种情况。

【延伸阅读】从ICU角度认识"并病"与"合病"："并病"与"合病"的概念，虽然各家多有论述，但我一直没有读懂。直到在首都医科大学附属北京友谊医院ICU学习时，看到现代医学病历的诊断，有所启发。"合病"如新型冠状病毒病来势凶猛，此时患者不仅出现了肺受损，还出现了心受损，二者同时发病，按ICU

领域脓毒症的描述，叫"序贯损伤"。病情急而危重，治疗应重拳出击，但病情相对是单一的，治疗是简单的。而"并病"是患者本身有胆囊炎的急性发作，又感染新型冠状病毒，这两个疾病的发病没有关系，这时候病情不一定很危重，但比较复杂，治疗时要考虑彼此关系，不然影响疗效，甚至出现"医源性危重症"。

143. 妇人中风，发热恶寒，经水适来，得之七八日，热除而脉迟身凉，胸胁下满，如结胸状，谵语者，此为热入血室也，当刺期门，随其实而泻之。

新解： 这也算是"并病"范畴。外感病遇上月经，并不是都会出现"热入血室"。但当外感病特别严重的时候，就非常容易出现，且因为夹杂热入血室，病情危重程度会迅速提升。此条所说是比较轻的病状，患者在得中风病出现发热恶寒症状时，月经恰好来了。过了 1 周多以后，中风病已经痊愈，不发热，不恶寒，脉也不数了，但还有一些胸胁不适和"妄见妄闻"的表现，这可能是"热入血室"，病情较轻，刺期门即可。此穴正在胁部，刺之以调肝经气血。

144. 妇人中风七八日，续得寒热，发作有时，经水适断者，此为热入血室，其血必结，故使如疟状，发作有时，小柴胡汤主之。

新解： 患者外感病已经 1 周多，症状好得差不多了。一般没有传经，没有误治，没有基础病的患者，外感病到这个时候就快痊愈了。但此患者又突然出现定时的发热恶寒，这时就要寻找原因。医生在诊治女性患者时都会问经期、胎产，仲景通过问经期发现，患者这次月经恰好停止了，这个时间与"续得寒热"的时间是吻合的。因此判断这是"热入血室"引起的寒热发作。第 143 条和第 144 条同样都是"热入血室"，但第 143 条是以胸胁满和神志变化为主要症状，故治以"期门"；第 144 条是以寒热发作有时为主要症状，故与小柴胡汤。这两条热入血室的治疗，正体现了仲景"随症施治"的辨证精神。后世医家在临床工作中发现，有的热入血室患者病情较重，单纯使用小柴胡汤疗效不佳，所以进行了加减，加入生地黄、桃仁、赤芍等。气为血帅，血结轻者，单纯调气亦可愈之，血结重者则须气血同调。

145. 妇人伤寒，发热，经水适来，昼日明了，暮则谵语，如见鬼状者，此为热入血室，无犯胃气及上二焦，必自愈。

新解：此条是妇人发病早期，即伤寒的发热期，恰好月经来了。除了发热，一到天黑，就像见了鬼一样，出现神志改变，胡言乱语。这个时候，不用管神志变化，正常治疗伤寒即可。只要"热入血室"没有导致胃肠功能的障碍和心肺功能的新变化，随着伤寒病的痊愈，热入血室的"暮则谵语"症状也会自愈。第143、144条的患者，是在外感病1周多将要痊愈时，出现"热入血室"症状，第145条则在外感病发病之初即出现"热入血室"症状，这是三者的区别所在。

综上三条，热入血室是外感病中常会遇到的问题，现代临床诊治女性外感时，多问一句月经史，会发现很多外感与月经期重合的患者，都属于"并病"。有的人会出现月经变化，有的人会出现外感症状的变化，有的人二者之间没有发生相互影响。有的需要额外干预"热入血室"，有的不需要处理，即使发热后突然月经停了，也无大碍。读到这个程度，才算客观地理解了仲景本意。至于历代注家进行的精彩发挥，或可有助于临床，但难免陷入过多的虚玄猜想。但在重症感染患者（现今要收入ICU患者），出现与月经相重合，常会加重病情，使治疗变得复杂。

146. 伤寒六七日，发热微恶寒，支节烦疼，微呕，心下支结，外证未去者，柴胡桂枝汤主之。

新解：这位患者发病1周了还没好，多半是有基础病，此条论述的是素来消化功能差的患者，因为外感导致消化系统也发病了。"发热微恶寒，支节烦疼"是"外证"，太阳病；"微呕，心下支结"是少阳病，故将治太阳病之桂枝汤与治少阳病之小柴胡汤合方以治。此条所述的患者是在发病1周时，呈现了太阳少阳合病状态，但也有发病即为太阳少阳合病者。

【延伸阅读】有的患者初得外感病即可见到柴胡桂枝汤证：我读大学五年级时，外班一同学在夏天突然高热，体温39℃以上，电话求助。我当时正在外工作，简单问了症状，除了发热恶寒还有食欲不振，我知这位同学素有脾胃虚弱、消化力差、容易水饮内停，舌总是齿痕且有白苔。所以我判断其刻下为太阳少阳合病，返回学校时直接给他带了一剂柴胡桂枝汤，柴胡用了 24g，让他自己煎药，晚 7 点吃 1 次，汗出热降，体温 37.8℃，睡前又吃 1 次，第二天晨起就完全正常了。我治的这个患者就是在发病当天出现了第 146 条所描述的症状。

147. 伤寒五六日，已发汗而复下之，胸胁满微结，小便不利，渴而不呕，但头汗出，往来寒热，心烦者，此为未解也，柴胡桂枝干姜汤主之。

新解：患者得伤寒病只有 5～6 天，治疗用汗法之外还用了下法，这是不恰当的。外感病除了起病即为危重症，如烈性瘟疫，或伏邪为病，否则很少会在发病 5～6 天就危重到既需要用汗法又需要用下法的程度。经汗、下治疗后，津液与脾胃阳气均受损。患者还有恶寒发热症状，只是发作类型变成了一阵寒一阵热，所谓"此为未解也"即指此而言；此外还有心烦口渴，说明有里热；一般口渴者都饮水而自救，此患者饮水之后会有不适，有水不能被消化吸收的感觉，阳气不能温化水饮，故见小便不利；胸胁满微结是少阳病症状，但没有呕吐症状，并非典型的少阳病。因此，这位患者是医源性的因素，造成了不典型的少阳病与脾胃阳虚之并病，二者之间存在相互影响，治疗用药既要治疗少阳病，又要兼顾脾阳虚水饮内停，因此推荐柴胡桂枝干姜汤。此方常被用于内科杂病中病机为肝（胆）热脾寒的患者，很少用于外感病患者。

148. 伤寒五六日，头汗出，微恶寒，手足冷，心下满，口不欲食，大便鞭，脉细者，此为阳微结，必有表复有里也。脉沉，亦在里也。汗出为阳微，假令纯阴结，不得复有外证，悉入在里，此为半在里半在外也。脉虽沉紧，不得为少阴病，所以然者，阴不得有汗，今头汗出，故知非少阴也，可与小柴胡汤。设不了了者，得屎而解。

新解：仲景询问患者病史得知，患伤寒病已经 5～6 天，没有经过治疗，也没有伤寒病那些典型的恶寒、发热症状，而是不典型的症状。外感病就是这样，千人千面，就像新型冠状病毒病患者群体中，也不是每个人都有典型症状。

头汗出：说明表气没有完全闭塞不通。

微恶寒：说明寒邪束表非常轻微。

手足冷：说明可能阳气不足，或阳气内郁。

心下满：似乎是少阳见症。

口不欲食：到底是少阳、阳明，还是太阴？

纷繁的症状需要进行鉴别诊断，而此种情况下鉴别的关键点是大便和脉诊。仲景此时使用的方法就是问诊大便情况和切脉。"大便硬"就排除了虚证、阴证，脉细没有特殊的提示意义，只能提示没有明显的"外证"，不需要用麻黄汤汗解之。

通过鉴别诊断，将患者刻下的状态诊断为"阳微结"。

之所以会导致"阳微结"的状态，仲景认为还是因起初有轻微表证，表邪入里出现里证（外感后引起大便干硬，手足冷、食欲不佳）。目前表里都处于"微闭而又未全闭""似通而又不全通"的状态，既非典型之表证，亦非典型之里证，属于"半在里半在外也"，遂用小柴胡汤调理气机以愈之。如果患者没有强烈的治疗意愿，不给药物治疗也可以，等到大便自然通了，病也就痊愈了。

这期间还有一个要和"纯阴结"鉴别，这里的"纯阴结"和第134条的脏结，都是虚寒性的慢性疾病，而不是外感病，因为没有急性起病过程，也没有发热恶寒等前驱症状。

149. 伤寒五六日，呕而发热者，柴胡汤证具，而以他药下之，柴胡证仍在者，复与柴胡汤。此虽已下之，不为逆，必蒸蒸而振，却发热汗出而解。若心下满而鞕痛者，此为结胸也，大陷胸汤主之。但满而不痛者，此为痞，柴胡不中与之，宜半夏泻心汤。

新解：患者得伤寒病快1周了，疾病已经出现传变，患者发热的同时还有呕吐，这是出现少阳病了，应该使用小柴胡汤。但是首诊医生使用了下法，这种治疗在民间仍然很有生命力，我家乡上了年纪的人都会在食欲不好或者呕吐时，想到用泻下之品，这已是代代流传的生活常识。这位患者被使用下法后，会出现三种结局。

第一，症状并没有发生变化，就不算坏病，仍可使用小柴胡汤，服用后一般会出现"战汗"表现，继而病愈。

第二，剑突下觉得胀满疼痛，这是结胸病，要用大陷胸汤。

第三，剑突下觉得胀满，但不痛，这是痞病，得用半夏泻心汤。

150. 太阳少阳并病，而反下之，成结胸，心下鞕，下利不止，水浆不入，其人心烦。

新解： 这是个难以救治的病，此条文只保留了一半。但还能"下利不止"，说明消化道还有功能，还没有严重到穿孔、梗阻。尤其在现代医疗条件发达的 ICU，治疗还有希望，可以静脉营养支持。

151. 脉浮而紧，而复下之，紧反入里，则作痞，按之则濡，但气痞耳。

新解： 以脉代言病机，论述误下可成痞。痞的特点为腹部按着是软的，没有明显实质性脏器损伤。

152. 太阳中风，下利呕逆，表解者，乃可攻之。其人漐漐汗出，发作有时，头痛，心下痞鞕满，引胁下痛，干呕短气，汗出不恶寒者，此表解里未和也，十枣汤主之。

新解： 这个病可以分解成三个病，即太阳中风、太阴下利、呕逆悬饮。三者之间有何关系，不好揣测。治疗原则是先解决中风，再治疗里证，最后解决悬饮。悬饮有"引胁下痛"的特点，说明是有炎症刺激的，有感染性的，本身就可以导致发热恶寒等症状，可能会与中风混淆。

【延伸阅读】十枣汤的使用要点：十枣汤，即浓枣汤送服三味苦药末，口味不会特别差。晨起空腹服用，不效第二天再服时缓慢加量，是用方关键。

153. 太阳病，医发汗，遂发热恶寒。因复下之，心下痞。表里俱虚，阴阳气并竭。无阳则阴独，复加烧针，因胸烦，面色青黄，肤𣊭者，难治；今色微黄，手足温者，易愈。

新解：此条论述了不恰当治疗，即误汗、误下、误烧针后导致的津液损耗。严重者机体失于濡养，在外可望诊到的是肌肤失养，面色青黄肤瞤动，难以治疗。损伤程度稍轻者，津液还能濡养，色微黄，手足还是温的，比较好治。见惯了人之临终，对于此种不能濡养的青黄之色，便会有深刻印象。

154. 心下痞，按之濡，其脉关上浮者，大黄黄连泻心汤主之。

新解：单从"心下痞""关上浮"两个体征，足以与结胸病鉴别，但尚不足以处方，应结合其他条文再研读。大黄黄连泻心汤的用法关键是，沸水浸泡后服用。后世多用此方治疗吐血属热证者。从目前的临床来看，心下痞且按着是软的，虚证远比实热证常见。

155. 心下痞，而复恶寒汗出者，附子泻心汤主之。

新解：与上条对比，出现"恶寒汗出"故加附子。仲景所述此证，现代外感病中较少遇到，但内科病常可使用此方，但见湿热甚重如红舌红点黄苔而腻，而又有恶寒或者吃凉不适，即可用此方。

156. 本以下之，故心下痞，与泻心汤。痞不解，其人渴而口燥烦，小便不利者，五苓散主之。一方云：忍之一日乃愈。

新解：患者使用下法之后，出现了心下痞，一般用点泻心汤就治愈了。也有一小部分患者服用泻心汤后仍然痞满，且伴见口燥渴而烦。喝水后口燥渴而烦没有缓解，且尿量也没有随着饮水而增多。喝的水还在胃里"痞"着，并没有下去，故又被后世医家称为"水痞"，可以用五苓散。

胃中容易停滞者，不外乎食和水。纳食后痞满加重，应考虑胃无力运化食物，或用泻心汤，或用平胃散等后世方，灵活选择；若不爱饮水，或饮水、喝汤后，痞满加重，应考虑祛饮邪。

157. 伤寒，汗出解之后，胃中不和，心下痞鞕，干噫食臭，胁下有水气，腹中雷鸣下利者，生姜泻心汤主之。

新解：伤寒汗出解之后，大多数患者就康复了。此患者是胃肠症状突出，胃区是痞满的，摸着是硬的（除了胃内胀气，水食残留，还有腹壁及胃壁肌肉紧张），过了几个小时，打嗝还是饭的味道。肚子叫得非常厉害（肠鸣音亢进），还伴有腹泻，仲景说这种表现是"胁下"（其实就是偏居两胁之下的胃与结肠）有水气。生姜泻心汤，生姜散水饮为君药，其实就是半夏泻心汤加了生姜，酌减了干姜用量。治水饮还得靠生姜、干姜暖中而已。

158. 伤寒中风，医反下之，其人下利日数十行，谷不化，腹中雷鸣，心下痞鞭而满，干呕心烦不得安。医见心下痞，谓病不尽，复下之，其痞益甚，此非结热，但以胃中虚，客气上逆，故使鞭也。甘草泻心汤主之。

新解：被误下的人很多，表现各异。这位患者误下之后，表现为腹泻非常严重，达到了吃什么就拉什么的程度，胃区胀满，按着是硬的，还有干呕，心中烦躁不得安宁。之所以会这么严重，有两种原因：一种是泻药特别峻猛，比如巴豆，性大热有毒，对消化道有刺激症状，腹泻之外还有干呕、心烦不安；另一种是患者脾胃太虚弱了，稍微用点寒下剂如大黄之类，就容易出现腹泻虚脱，也会心烦不安，不一定都是安静寡言的。这类患者治疗最关键的是止腹泻，解烦躁。

但是医生又给了一次下法，医生使用下法是考虑患者的"心下痞硬而满"，是有形之积滞未去。这位医生的鲁莽是我们不敢想象的。但是在汉代，人肉都可以作为军粮的时代，人命如草芥，医疗水平低下是很正常的。仲景不只给这个病例处方，而且分析了第二次误下。其核心就是告诉后来者，心下痞硬，既可以是实证，也可以是虚证。虚证就不要用下法了。

甘草泻心汤，乃半夏泻心汤去人参而增加甘草用量。炙甘草从功效来讲是没有止泻作用的，但它有很好的缓解急迫作用，有很好的解诸药毒作用，故使用甘草为君药。

【延伸阅读】尝试用"甘以缓之"法治疗短肠综合征：我曾治疗过一个术后短肠综合征的胸膜间皮瘤患者，从医学角度来看，如果保留的小肠长度小于自己的身高，一定不能存活，此患者的胸膜间皮瘤已经晚期，被宣判活不过半年，无论吃了什么东西，很快就会从造瘘口出来，没有办法。而临床医生的意义，是在没有办法的时候寻找办法，中医临床医生更是如此，这也是中医一直能存在而没有被完全灭绝的原因。我想我无法延长患者肠道的长度，那我是否可以减慢食物的运动速度呢？这样吸收时间就会延长。因此我给他用了剂量比较大的熟地黄、炙甘草等，取其"滋腻碍胃"的副作用，患者刚开始服药，喝完很快拉出来，但让他改为小口喝后开始起效，之后再进食食物泻出来会慢点。在外院肿瘤专家来查看患者时，本着医生的医学素养，如实告诉患者"活不过半年"后，患者自主出院了，后续未再随访。

159. 伤寒服汤药，下利不止，心下痞鞕。服泻心汤已，复以他药下之，利不止。医以理中与之，利益甚。理中者，理中焦，此利在下焦，赤石脂禹余粮汤主之。复利不止者，当利其小便。

新解：伤寒患者服用汤药后下利不止，心下痞硬，已经得到了正确的治疗，服用泻心汤，经治之后痞满和下利都好转了，但不知为何又使用了下法，毫无道理可言。下法之后患者又变得下利不止，除了下利，没有其他不适症状，就从中阳不足论治使用理中汤，但服用后下利并无好转。仲景解释说，此下利病位在下焦，理中汤只能治中焦，下焦下利要用固涩之法，推荐赤石脂禹余粮汤。如果固涩法还没治好，要考虑调气化以恢复下焦泌别清浊功能，从而使小便通利大便自止。

此条论述了多种止泻之法，从泻心汤→理中汤→赤石脂禹余粮汤→调气化利小便，足资今日临床借鉴。赤石脂禹余粮汤所治的下利，即后世所说的"滑脱"之利，赤石脂禹余粮汤相当于高级版的蒙脱石散，后世开发出的罂粟壳更厉害。一般来说，吃了收涩药都不见好的腹泻，用利小便治疗，从医理上来讲疗效不会太好。但是，也确实有前辈用这种方法出奇制胜的案例，临床走投无路时或可一试。

160. 伤寒吐下后，发汗，虚烦，脉甚微，八九日，心下痞鞕，胁下痛，气上冲咽喉，眩冒，经脉动惕者，久而成痿。

新解：患者先用吐法，吐了很多胃液，又用了下法，排泄数次，最后又发汗。

经过此番折腾，伤寒病确实好了，但遗留的医源性损伤很重。患者很是虚弱，烦而难安，怎么待着都不舒服，脉象非常微弱，结合吐→下→汗的治疗史，从 ICU 医生角度来看，此时患者不能除外"休克状态"。这时如果不再误治，患者能稍微喝点水，逐渐补充津液，休克即有望停止进展，进而逐渐脱离生命危险。过了 7～8 天以后，患者休克好转了，但还有胃部的不适症状，胃区硬满、疼痛，觉得有气从胸咽往上顶，大脑不是很清楚，起来活动时晕得厉害，甚至会晕倒，医生如果还观察到患者时不时地不自主抽动，提示津液已经不能荣养筋脉，如果没有得到合理的医疗救治，会进一步发展成肌肉痿废，形体消瘦，最终消耗殆尽而死亡。

161. 伤寒发汗，若吐若下，解后，心下痞鞕，嗳气不除者，旋覆代赭汤主之。

新解：此条和上一条论述内容相仿，也是伤寒病治愈后遗留了胃肠道不适症状，心下痞硬，嗳气不除。此患者先用了汗法，在汗出之后又用了一次吐法（或者下法），不像第 160 条那样直接用了三种治法且次序还颠倒了，患者没有出现"休克状态"，治疗起来比较容易，推荐使用旋覆代赭汤。一般认为这里的"嗳气"是现在说的"呃逆"，其实不尽然，除了我们可以叫出名字的如"呃逆"（俗称打嗝）、"嗳气"，还有不属于这两个范畴的，仅是患者自觉症状，如第 160 条说的"气上冲胸咽"，都可以辨证用此方。旋覆代赭汤的使用要点：生姜量最大，旋覆花量要大于代赭石。

【延伸阅读】用旋覆代赭汤快速治愈一例顽固呃逆：现代临床中较少遇到仲景此条所论述的患者，因为治疗外感病而遗留嗳气、心下痞硬。此方被推广应用于胃肠病患者，尤其呃逆患者。我曾针药并用治疗顽固性呃逆患者，呃逆到影响呼吸，昼夜不止，持续了 48 小时，患者自觉"要死了"，准备去医院，针刺后热补法逐渐起效，呃逆止，留针 2 小时，期间没有呃逆，但起针后再次呃逆，果断予此方，一剂而愈。

陈某，男性，五十岁。腊月十八，葬兄而归，病呃逆不止。自取柿蒂单味煮汤服用，不效；又以为食积，用轻泻剂，通便 2 次，呃逆反剧；请教于某卖药老叟，于书中索得一方，煎服之，可止呃半小时；期间亦尝探喉取吐，吐涎少许，呃逆可止半小时。

其之呃逆，朝轻暮重，夜卧尤甚，呃声连续，未尝有间，时有过度痉挛，呼吸闭塞，自觉欲死。迁延至腊月二十一日夜，以为病重，欲明晨赴医院就诊。

我于腊月二十二日十时视之，仍在汲水劳作。诊脉沉弦，视舌淡红，苔见薄白，问之纳食可，二便调，惟呃逆太甚，夜不能寐。检视锅中余药，即老叟检方书所得之方，大抵橘皮竹茹合丁香柿蒂一类。病者贫寒之家，不欲再令其耗费药资，先予针刺。

呃逆一症，乃膈肌之痉挛，而膈肌之支配神经乃迷走之分支。此症之治法良多，单以针穴而言，则有内关、公孙、足三里、攒竹、膈俞、翳风、中魁、太渊、耳穴膈点等，若问各穴之适应证，则模棱两可。先压攒竹，令其屏息，试之数十息，不效；又以双指压翳风屏息，试之数十息，亦不效。指压不效，针刺双翳风。针刺之时，触及其枕部湿冷，问之，乃云呃则汗出，此有阳虚不固之象。双翳风穴行针，乃欲调节迷走神经。昔年于某院针灸科实习时，一老者呃逆不止，呃声洪亮，在Z医师处针刺3次，遍试诸穴而不效。此人曾病顽固呃逆，在P医师处针治1次而愈，故再次至P医师处就诊，先指压双侧翳风，呃逆顿减，再予针刺，应针而止。我针刺首选翳风，乃受此病例之影响。留针期间，以鱼际擦其胃脘，透热为度，如此治疗半小时，无效。加针左足三里穴，同时将锅中余药加生姜10片，水煎之令服。服药后呃声渐减，起双翳风针，仅留足三里。

呃逆为气机之紊乱，自当令病者调息以配合治疗。令其徐吸徐呼，用停闭呼吸法，吸满停3秒方呼，呼尽停3秒乃吸。余思之，既令其调息，何不用呼吸补泻之法以补足三里穴？乃随其之吸气而右捻，呼气而左转。如此十余息，呃逆乃平。犹行针不辍，约一刻钟，左腿觉暖。间断随呼吸行针，令其热感持续。行针留针1小时之内皆未呃逆。

我有事往他处，需半小时方归，嘱其留针调息，归来再为之起针。此时不禁心中窃喜，以为呃逆终日，就此一针而愈。岂料归来呃逆又作，窘迫之状同前。遂起针，处以旋覆代赭汤：旋覆花（包煎）30g，代赭石15g，清半夏10g，党参30g，炙甘草10g，生姜30g，大枣18g。1剂水煎服。此地之半夏皆为水半夏（假药），为保证处方之完整性，仍书清半夏，患者最终所服为何药，则非我一己之力所能左右。1 剂药令其分 3 次服用，服用第一次呃逆渐减，1 剂服完只在午后间断呃逆，再进 1 剂，诸症悉平，予丁萸理中汤调脾胃以善后。此前数年，患者曾有 2 次顽固性呃逆，第一次服单味柿蒂汤治愈。

再说呼吸补泻法，读大四时曾问张红林教授，如何做到针下热与针下寒，其云："据李维衡会长说，呼气进针即可针下热，吸气进针即可针下寒，试之确实如此。" 3 年过去，这才第一次试验，然而并不是每次都灵验。操作呼吸补泻法时，若看着患者的胸腹起伏操作，往往不能专心行针，若令患者听从医者口令来呼吸也可以，但最舒适的还属令患者匀长呼吸，医者调息与患者一致，随自己呼吸施补泻之法。

162. 下后不可更行桂枝汤，若汗出而喘，无大热者，可与麻黄杏子甘草石膏汤。

新解：我们在之前说过，不恰当地使用下法后，不一定就会出现"病随药转"，如果桂枝汤证下后"其气上冲"，仍可应用桂枝汤。对于"下后不可更行桂枝汤"，一定是病情随药而变，不再是桂枝汤证了。后半句便叙述了患者的症状。但"汗出而喘无大热"是疾病自然进展出现的症状，与"下法"无必然关系，"无大热"是指患者没有自觉发热的症状，摸着也不烫手，现代用体温计测量，体温没有超过 39℃（可与第 63 条对比学习）。但是，这不代表没有"内热炽盛"，患者出现了喘，说明病情很重，感冒发热，体温在 39～40℃，也就是觉得很难受而已，并没有生命受到威胁的感觉，但出现了"喘"，呼吸加快，就是病重的表现，所以要用比较峻猛的麻杏石甘汤治疗。比如，重症新型冠状病毒病，舌红苔黄脉数，喘促严重，但可能体温不是很高，这种状态下可以用麻杏石甘汤。

【延伸阅读】麻杏石甘汤使用要点：麻杏石甘汤是临床很常用的方剂，使用要点与大青龙汤相比，石膏量要大，以清肺热，麻黄量要小，取麻黄宣肺调气机的作用，而非发汗作用。

163. 太阳病，外证未除，而数下之，遂协热而利，利下不止，心下痞鞕，表里不解者，桂枝人参汤主之。

新解：患者发热怕冷、肢体疼痛的症状一直存在，医生却多次给他用了下法治疗，没有用过发汗，连续地下法必然导致"病随药转"，"协热下利"就是既有发热怕冷的症状（外感病还未痊愈），又有下利不止（医源性的太阴病）。下利不止是患者目前最突出的症状，患者在就诊期间可能就泻了好几次，且此患者因为屡用泻下，出现了胃肠受损，胃区胀满而硬，这就是表部的问题还没好，又出现了里部的问题，是人为制造了一个太阳病和太阴病的"并病"。这两个病交织在一起相互影响，不把下利止住，表就解决不了，但先治下利不治表证，又不符合仲景先表后里的治疗原则。因此，治疗用药就要同时进行了，用桂枝解表，理中汤温中。

164. 伤寒大下后，复发汗，心下痞，恶寒者，表未解也。不可攻痞，当先解表，表解乃可攻痞。解表宜桂枝汤，攻痞宜大黄黄连泻心汤。

新解：这个患者也用了特别峻猛的下法。一般我们给门诊患者用大黄，每天泻 4 次以内是可以接受的。"大下后"，说明腹泻的次数一定超过了 4 次，至少得 10 次以上，也可能泻的程度特别厉害，比如离不开便桶。泻成这样，患者的发热怕冷还是没有缓解，医生看到他还没有好，就用了发汗的方法，发汗后也没有好，还是有恶寒症状。且患者因为不恰当治疗后损伤了胃肠，表现是心下满闷不舒畅。此患者停药以后就不再腹泻了，不像第 163 条的患者停药以后还止不住，必须用药治疗才行。第 164 条和第 163 条的两位患者相比，就凸显了个体的差异性。

于是，患者就换了一个医生，来找仲景就诊。患者叙述症状时，先说了胃口差，满闷的症状，仲景问过之后才知道他还有怕冷症状。这位患者"伤寒"与"痞"也属于"并病"，但二者之间并没有呈现交织之势，所以分开治疗，先表后里，于是就向患者宣教：虽然你现在胃肠症状严重，但是外感病还没有好，一定要把外感治好了，再治胃部满闷。我先给你用桂枝汤把外感治好，然后再用大黄黄连泻心汤治胃。

165. 伤寒发热，汗出不解，心中痞鞭，呕吐而下利者，大柴胡汤主之。

新解：患者得伤寒后没有经历过特殊治疗，初诊时就是发热有汗的，同时还有消化道症状，胃区的硬满、呕吐、下利。这是一个发病即为少阳阳明"合病"的状态。治疗用药需要表里同时兼顾。推荐使用大柴胡汤，因为吐利而心腹硬满，且没有误治伤正史，虚证的可能性极小，所以以用此方。

【延伸阅读】大柴胡汤在 ICU 的应用：大柴胡汤目前临床应用广泛，在 ICU 更是常用之方，因为此方既有大承气汤的通腑泄热功效，又有很好的开达气机闭阻的功效，而 ICU 的危重感染患者常见到邪气炽盛而内闭气机。我常基于外科学"消、托、补"治则的指导，将此方用于重症急性胰腺炎的治疗，合并脏器衰竭四肢厥冷者与四逆汤合用；也常用于慢阻肺急性加重合病Ⅱ型呼吸衰竭，此时与麻杏石甘汤合用。

166. 病如桂枝证，头不痛，项不强，寸脉微浮，胸中痞鞕，气上冲咽喉，不得息者，此为胸有寒也。当吐之，宜瓜蒂散。

新解：患者在伤寒大流行期间，因病来就诊时，叙述的怕风、汗出、鼻音（鼻鸣）等症状，很像太阳中风病桂枝汤证，但仲景在四诊中发现了很多不吻合的症状，最突出的是胃中满硬，胃内容物时欲往上冲，甚至连呼吸都觉得困难，脉象也只提示寸脉明显，即气机往上。仲景通过鉴别诊断识别出，此患者是痰饮病，得用吐法因势利导，推荐使用瓜蒂散。

【延伸阅读】张仲景的行医状态接近于现今的急诊重症医生：鉴别诊断是首次接诊患者的医生必须做的。现在要求"首诊负责制"，就是在督促医生提高鉴别诊断水平，不要耽误了患者的病情。患者来就诊时，我们医生会先在大脑里快速检索自己最熟悉的，也就是最常见的病，然后随着四诊的进行，不断地排除浮现在脑海的病名，再重新检索。名中医们说过，看病时要胸无定见，客观辨证才能确保中药处方最贴合病情，这话有特定的背景，是针对"疑难病"而言，而非"急危重症"。时代的分工细化后，名医们坐诊时所接触的"疑难"患者，已经经过多次就医，早就除外了能危及生命的潜在疾病，医生在接诊时，已经不用再担惊受怕于患者因为漏诊而死在自己手里了。仲景的行医状态，更接近于现今的急诊医生，首诊负责，生死攸关，真正的苍生司命。

167. 病胁下素有痞，连在脐旁，痛引少腹，入阴筋者，此名脏结，死。

新解：患者一直以来胁下就有痞块，具体多少年患者本人也说不清楚，仲景切诊腹部发现，痞块的边缘已经到达肚脐的水平，且常有痞块处疼痛，疼痛会牵引到少腹，甚至外阴也会有牵涉痛。仲景说这是脏结病，而且已经到了晚期，是死证。

【延伸阅读】张仲景为什么要在外感急性病专著中写"脏结"这个慢性病：仲景在写《伤寒论》时，为何要写这么一条呢？回想在武汉救治新型冠状病毒病患者时，有一位患者之前每周一、三、五规律透析，她的病情经过治疗逐渐好转了，这期间我们也在给她透析，如果没有透析，她还没死于新型冠状病毒病，就先死于高钾或酸中毒了。还有一个骨髓增生异常综合征（MDS）患者，血小板只有个位数，新型冠状病毒病症状不重，但基础病非常危险。仲景所说，就是类似的情况，这个来诊治伤寒的人，有这么一个基础病，伤寒可能不重，但基础病已经到了末期，无可挽回了，所以是死证。

168. 伤寒若吐若下后，七八日不解，热结在里，表里俱热，时时恶风，大渴，舌上干燥而烦，欲饮水数升者，白虎加人参汤主之。

新解：伤寒的轻患者不发生传变，随便吐一吐或拉一拉，对症治疗1周多就自愈了（就像新型冠状病毒病轻型患者只要对症吃点解热药、止咳药就自愈了）。但此患者是病情稍微重一些的，出现了传变。患者经吐、下对症治疗7~8天后没痊愈，还出现了典型的表里俱热症状，频频呼唤口渴，要求喝水，喝两口根本不满足，说还得喝，至少得喝一大桶，这就是所说的"欲饮水数升"。让他伸出舌头一看，很干燥，而且患者因为热扰，加之口渴又不能畅饮，所以烦躁难安。这就是白虎汤证，但又有点怕风，说明体虚，遂加了人参。

【延伸阅读】我在ICU遇到白虎汤证的"烦渴"：我在ICU遇到这种典型的白虎汤证的大渴，共有三例，相对来说是比较少的。这种渴不是缺水的渴，是热邪炽盛之渴，在 ICU 偶尔可以遇到，这种不是多输液就不渴了，输多了反而可能不利于疾病康复。所以仲景只是在描述病情时说"欲饮水数升"，而不是让患者喝好几升水。第一例是结核性脓胸，吃了 1 剂白虎加人参汤转去了胸科医院；第二例是淋巴瘤，但没能如愿治疗；第三例是夜班收的高热、喘促、神昏、广泛淋巴结肿大，也考虑淋巴瘤，予白虎加人参汤、宣白承气汤、升降散合方，夜尽 2 剂，共计石膏 240 克，周身有汗，热退，体温 37℃多。但仍口渴索饮，守方 3 天方才止渴，后转方专注于抗肿瘤治疗。

169.伤寒无大热，口燥渴，心烦，背微恶寒者，白虎加人参汤主之。

新解：这是对第 168 条的补充，患者即使体温不高，摸着不烫，但口渴剧烈，心烦，背部又觉得怕冷，也可以用。此条为后世用白虎加人参汤治疗消渴之滥觞。

170.伤寒脉浮，发热无汗，其表不解者，不可与白虎汤。渴欲饮水，无表证者，白虎加人参汤主之。

新解：此条承接第 168、169 条，继续论述白虎汤，但重点谈其禁忌证，即表证禁用。发热恶寒说明是表证，即使热度很高，也不能用白虎汤。通俗地理解，体温高并不是用白虎汤的理由，只有患者出现了口渴欲饮水，且表证已经解除了，才可以考虑用白虎加人参汤。

171.太阳少阳并病，心下鞕，颈项强而眩者，当刺大椎、肺俞、肝俞，慎勿下之。

新解：与第 142 条基本相同，不再赘述。

172.太阳与少阳合病，自下利者，与黄芩汤；若呕者，黄芩加半夏生姜汤主之。

新解：患者病邪稍微重一些，起病即表现为太阳和少阳两经同时发病，既有发热、恶寒、身痛等太阳病症状，又有口苦、咽干、不欲饮食、胸胁满等少阳病症状，还出现了下利症状。下利症状一般是不会在太阳病、少阳病中出现的，如果出现大多是经过了药物泻下，但此患者没有服用泻药，是自己出现的下利症状，所以叫"自下利"。这个时候，恶寒身痛并非真有寒邪，而是热邪内郁表气不通畅使然，推荐使用黄芩汤清解郁热，呕吐严重者加入半夏。

【延伸阅读】南方流行性感冒患者起病即常见到黄芩（加半夏）汤证：此条所描述的病情，现在仍然可以见到。如南方的流行性感冒患者，起病初即在流行性感冒样症状（发热、恶寒、咽痛、身痛等）外，伴见消化道症状，如腹泻、呕吐；又如急性胃肠炎发作时，除腹泻呕吐主症外，还会出现发热恶寒、口苦胸满症状，也与此条吻合。均可考虑使用黄芩汤治疗。

173. 伤寒胸中有热，胃中有邪气，腹中痛，欲呕吐者，黄连汤主之。

新解：患者既没有发病日期的记载，亦无治疗经过的描述。总之是先得了伤寒病，后出现了刻下症状，可能是不当治疗伤阳使然，也可能是平素就有阴寒内盛表现，未经误治就出现了上述症状。从病机来看，寒热之间没有相互关联，清上热温下寒以治之。第123条所述之病症可补此条之缺，二者应结合学习。

黄连汤与半夏泻心汤组成差别在于，前者有桂枝而无黄芩，前者黄连是后者三倍。使用要点是煎好后少量频服，这样清上焦热之药力可以维持较好，也能避免一次服用太多，患者的胃不能耐受，甚至有可能加重恶心呕吐。

174. 伤寒八九日，风湿相搏，身体疼烦，不能自转侧，不呕不渴，脉浮虚而涩者，桂枝附子汤主之。若其人大便鞕，小便自利者，去桂加白术汤主之。

新解：这位患者出现恶寒、体痛（也可能伴见发热）症状1周多了，还没有好转。患者没有出现口渴症状，说明没有邪化热入里传变至阳明发病；也没有出现呕吐等消化道症状，说明也没有传变至少阳发病，病还是在表。主要症状就是身体疼痛非常剧烈，连翻身都困难。仲景注意到这是一个特殊的、不典型的"伤寒"患者，其实，这是一个感受寒湿而发病的患者，属于伤寒类证，并非真正意义的伤寒。

【延伸阅读】附子止痛和白术通便：桂枝附子汤的使用要点，附子量要大，针对患者剧烈的身体疼痛，取其温经散寒湿止痛的作用。此处附子用了3枚，比回阳救逆的四逆汤、白通汤等都多，是它们的 3 倍。也就在这里，仲景提示了可能出现的附子过量中毒现象：三服都尽，其人如冒状。但仲景认为这种现象还可以接受，是预料之内的药物不良反应，不算中毒。后半句加减法"大便硬……去桂加白术"，为后世魏龙骧辈提倡大量生白术通便之滥觞。

175. 风湿相搏，骨节烦疼，掣痛不得屈伸，近之则痛剧，汗出短气，小便不利，恶风不欲去衣，或身微肿者，甘草附子汤主之。

新解：患者在伤寒流行期间就诊，此时患者发病已有恶寒，身痛，或发热等症状。此患者觉得他自己的症状很可能是得了伤寒病。但是仲景诊查发现，患者的疼痛部位非常明确，在关节处，并且关节的屈伸功能也受到了影响。这种疼痛在医者查体时按压关节也会存在压痛，伤寒病之身痛是没有压痛部位的，这是二者的鉴别要点；真正的伤寒是恶寒且无汗的，但此患者是有汗的，而且穿的衣服多，风一吹就很难受；此外，短气，小便不利，身体微有浮肿，也不是伤寒病应有的症状。

因此，患者罹患的是现代意义上的"风湿热"或"急性类风湿关节炎"，这种病不是一汗可解的，治疗时间比较长，所以也没有必要大剂猛药峻汗治疗，因为即使用猛药也不会让其瞬间即愈。使用甘草附子汤时，需要牢记这是持久战，用药稍微缓和一点，取汗时微微有汗即可，采取频频取微汗的方法，使胶着的邪气持续缓慢地从腠理排出。

176. 伤寒脉浮滑，此表有热，里有寒，白虎汤主之。

新解：明显有误，毋庸置喙。至于将"虎"作为"通"字之误，而阐述白通汤之妙用，更属"和稀泥"之论。

177. 伤寒，脉结代，心动悸，炙甘草汤主之。

新解：患了伤寒的患者，来就诊时，不管其他症状如何，只要见到脉律不齐，还有心悸症状，就要考虑用炙甘草汤。仲景在这里简明扼要地概括了他的治疗经验，将心脏功能异常的治疗，置于外感病之先。因为外感病由轻到重，需要时间传变，不会即刻引起死亡，但心脏病会导致猝死。仲景这样治疗，一定是从很多教训中得来的。

【延伸阅读】张仲景用的"生地黄"即后世的"鲜地黄"：炙甘草汤使用时注意，如果患者没有自觉的心悸症状，只是诊脉发现有结或代，用此方不见得有效。此处用量最大者为生地黄，"生地黄"其实是鲜地黄，肾气丸的"干地黄"，是我们现代处方用的"生地黄"。张仲景所处的年代，地黄已经被作为药材进行种植，如东汉崔寔的《四民月令》所载二月份农事，"自是月尽三月，可掩树枝。可种地黄，及采桃花、茜，及瓜蒌、土瓜根"。此外，本方大枣用量30枚，是《伤寒论》所有汤剂中用量最大的，也是我们使用此方时需要注意的。

178. 脉按之来缓，时一止复来者，名曰结。又脉来动而中止，更来小数，中有还者反动，名曰结，阴也。脉来动而中止，不能自还，因而复动者，名曰代，阴也。得此脉者，必难治。

新解：此条论"结""代"脉。"得此脉者，必难治"，在现在的医疗条件下不一定就是"难治"的病。仲景时代没有医疗体检，普通人也非常缺乏医学常识，没有人会留意到自己脉搏的跳动情况。对此，我在家乡义诊时体会较多。有一些患者是伴随着急性病而出现暂时的心律失常，如葛根芩连汤的脉促（脉数极而时一止），急性病好转后脉促也会消失；有一些是没有任何症状的，尤其是一分钟之内只停1～2次的，如果不认真诊脉，超过50次很难发现，即仲景在序言里批判的"动数发息，不满五十"，经过用药也会消失。这两种情况并不难治，但如果患者是心脏病史较久，还出现了心律失常，在没有规律医疗护理的年代，寿命缩短或猝死，是很常见的。

辨阳明病脉证并治

  阳明病篇之篇幅仅次于太阳病,排第二位,主要叙述了三方面问题。①外感病中出现的,以"发热、汗出、恶热"为主的一组病症(既可见于发病初期,又可见于疾病进展期),核心病机是热邪弥漫,热邪进而可与燥屎内结,更加消耗津液;②如何使用通下法治疗阳明病,包括方药的选用、通下时机的选择、通下力度的把握以及禁下之证;③偶尔述及外感病中夹杂的、非通下法可治疗的消化系统病症,如阳明中寒病、谷疸病。

  179. 问曰:病有太阳阳明,有正阳阳明,有少阳阳明,何谓也? 答曰:太阳阳明者,脾约是也;正阳阳明者,胃家实是也;少阳阳明者,发汗利小便已,胃中燥烦实,大便难是也。

  新解:产生阳明病的三个原因,一是太阳病继发,二是少阳病继发,三是阳明病原发。太阳病或少阳病伤了津液,都可以继发出现阳明病。若阳明原发病,则是起病即以"胃家实"为特点,"胃家实"会快速消耗津液,要使用峻下法,釜底抽薪。

  180. 阳明之为病,胃家实是也。

  新解:参看第 179 条下新解。

  181. 问曰:何缘得阳明病? 答曰:太阳病,若发汗,若下,若利小便,此亡津液,胃中干燥,因转属阳明。不更衣,内实,大便难者,此名阳明也。

  新解:参看第 179 条下新解。

  182. 问曰:阳明病,外证云何? 答曰:身热,汗自出,不恶寒,反恶热也。

  新解:这条是答疑解惑,经过第 178~181 条的讲解,学生已经掌握了阳明病的发病机制(现代医学叫病理生理过程),但是最终要落实到临床上,因为学生是要当临床医生,要治病救人而非从事基础研究。在临床中,我们怎么识别阳明病?

看到患者哪些症状，可以诊断为阳明病呢？"外证"就是在回答这些问题。

【延伸阅读】"外证"是医生能观察到的症状体征：所谓"外证"，即表现在外的症状、体征，患者可以表述出来，医生也可以观察到。仲景告诉学生，阳明病的诊断标准是"身热，汗自出，不恶寒，反恶热也"。此条可作为阳明病提纲证"阳明之为病，胃家实是也"的补充。

183. 问曰：病有得之一日，不发热而恶寒者，何也？答曰：虽得之一日，恶寒将自罢，即自汗出而恶热也。

新解：学生听完第182条的讲解，又进一步提问（这是个很"刁钻"的学生，但这种探索精神是医学生最需要的）。学生问：老师，为何我看您诊治的一位患者，诊断是"阳明病"，但他当时是发病的第一天，症状表现是"恶寒"，并没有"发热"。（言外之意，是质问老师，您第182条所说的"阳明外证"不可靠吧？）仲景回答说：（病确实是"阳明病"，不是"太阳病"）别看他发病只有1天，但他的恶寒症状很快就要消失了（如果是太阳病，恶寒可不会这么快消失），紧接着就要表现出第182条说的"阳明外证"，自汗出而恶热。

184. 问曰：恶寒何故自罢？答曰：阳明居中，主土也，万物所归，无所复传，始虽恶寒，二日自止，此为阳明病也。

新解：这位学生继续追问，问题已经超出了老师的思考范畴。学生问：为什么恶寒自己就好了？也许在仲景看来，病就是这么一个规律，并没有什么可解释的，但既然提问了，也要给个解释，因此便有了"阳明居中，万物所归，无所复传"的阐述。这个回答或许可以满足汉代医学生对疾病的探索，但无法满足当今医学生的需求。此条读过即可，不宜奉为真理。

185. 本太阳初得病时，发其汗，汗先出不彻，因转属阳明也。伤寒发热无汗，呕不能食，而反汗出濈濈然者，是转属阳明也。

新解：此条讲述从太阳病传到阳明病的过程。患者刚得太阳病的时候，医生及时给用了发汗法，"汗出不彻"其实就是发汗后病没有痊愈，而不是说再多两次汗，汗出彻底了，就不转属阳明了。

患者在伤寒病的病程中，要想鉴别是出现了阳明经受累，得从症状变化来判断，即由原本的发热、无汗、不能食，变成发热、汗出，且汗出后热不退。

186. 伤寒三日，阳明脉大。

新解：仲景说，伤寒病一般到第三天的时候，诊查阳明脉，会发现脉是大的。"阳明脉"是脉诊的一个部位。

【延伸阅读】仲景有六经脉诊法：仲景是有六经脉诊的，通过诊脉是判断有没有六经病的一种方法。就像现代医学判断有没有胰腺炎，可以查血尿淀粉酶、脂肪酶一样，是临床医生的一种检查方法。具体在哪个部位诊阳明脉，不得而知。

187. 伤寒脉浮而缓，手足自温者，是为系在太阴。太阴者，身当发黄，若小便自利者，不能发黄；至七八日，大便鞭者，为阳明病也。

新解：通过"手足自温"判断病在太阴，仅适用于太阴病与少阴病之鉴别，不足为后世法。但后世治疗手足心热而汗出，或者冷而汗出，从脾胃论治，是不错的方法。"小便自利者，不能发黄"，在临床中不全是这样的。黄疸如果影响到小便，那就是非常严重的肝病，出现失代偿后肝肾综合征了，才会有小便不利。

【延伸阅读】"实则阳明，虚则太阴"：学习此条应记住，黄疸患者主要是太阴病（可简单理解为"茵陈五苓散"），但如果出现了大便干硬，就要从阳明病论治了（可简单理解为"茵陈蒿汤"）。后世医家据此总结出"实则阳明，虚则太阴"，实为临证精妙之论！

188. 伤寒转系阳明者，其人濈然微汗出也。

新解：此条强调了阳明病的一个重要临床特征——汗出，是对第 185 条的再次凝练。"汗出"的情况多种多样，阳明病是"濈然"之汗出。

【延伸阅读】从《说文解字》探究"濈"之具体含义：濈，jí，《说文解字》云："和也。从水戢声。"单看《说文解字》仍难明了此处之涵义。段玉裁《说文解字注》云濈，"和也。《小雅》：尔羊来思，其角濈濈；《传》曰：聚其角而息、濈濈然也。按：毛意言角之多。盖言聚而和也。如辑之训聚、兼训和。从水。辑声。"

结合段注,可知"濈然"是汗多而聚之义,汗刚擦完又很快出来"一层"汗。"微汗"是指汗珠很细小,有别于我们说"大汗淋漓"的大汗珠子。

189. 阳明中风,口苦,咽干,腹满微喘,发热恶寒,脉浮而紧,若下之,则腹满,小便难也。

新解：阳明这个生理部位，也会出现原发的"中风"和"中寒"病，而并非一定要由太阳病传变而来（第179条已论述）。中风的特点就是口苦、咽干，这与少阳病症状有重叠，因又有腹满微喘，所以是阳明病而非少阳病。因其是中风初起，脉还是浮而紧的，所以不适宜用下法治疗。如果看到了腹满微喘，而不见其他症状体征，贸然用下法，则通下之后，不仅腹满不能缓解，还会因不当通下耗伤津液导致小便难。

190. 阳明病,若能食,名中风;不能食,名中寒。

新解：通过能不能吃饭来进行鉴别诊断。中医看病，问饮食很重要，所谓中医临床思维，先体现在按中医的思维特点来诊查患者，然后才是具体治疗方面的体现。这里所说的阳明中风病，是比较轻浅的病，不同于阳明病篇重点论述的"胃家实"，因其病尚轻浅，胃肠功能还未受损，故能食。阳明中寒，则是一种内科杂病，非外感病，即后世所说的脾胃虚寒、寒湿内阻之证，详细的症状论述见第191条。阳明中寒病进一步发展，阳气更加虚弱，出现下利，则属于"太阴病"范畴。

191. 阳明病,若中寒者,不能食,小便不利,手足濈然汗出,此欲作固瘕,必大便初鞕后溏;所以然者,以胃中冷,水谷不别故也。

新解：此条引出了一个新病种"阳明中寒"病的临床特点，讲述了由"阳明中寒病"向"固瘕病"的转化。如果阳明中寒患者，在"不能食"症状之外，还出现了"小便不利"、手足汗出非常多，就要得固瘕病了。并且，这类患者的大便也一定是先硬后溏的。阳明中寒病、固瘕病的核心病机均为阳气不足，不能运化吸收水谷。

192. 阳明病，初欲食，小便反不利，大便自调，其人骨节疼，翕翕如有热状，奄然发狂，濈然汗出而解者，此水不胜谷气，与汗共并，脉紧则愈。

新解：此条描述了阳明病在痊愈过程中出现的"战汗"现象。这位患者得了阳明病，起初是不能吃饭的，就像第 185 条所说的"呕不能食"之类，现在食欲逐渐恢复，大便也正常，是阳明病要痊愈的表现。这种情况下，小便一定是正常的，小便是津液充盈与否的晴雨表，阳明病以热邪伤津为核心，阳明病要想能痊愈，津液肯定要充沛。但是，现在患者原本正常的小便，变成了小便不利，那津液去哪了呢？结合患者症状，有骨节疼痛，轻微的发热，难受地有点要发狂的样子，这是正气要驱邪从表外出，通过汗出而痊愈。此时，患者的脉一定是紧脉，代表正邪交争于表。

【延伸阅读】"战汗"的消失：此条所描述的"战汗"现象，现在基本遇不到了，因为医疗干预太多了。在 ICU 不仅战汗难以遇到，就连发汗治疗也很难达到汗出的目的。因为强有力的医疗干预之下，机体已经处于新的状态，比如，补液及营养支持加重湿痰之阻滞，物理降温等的冰伏邪气，均会使原本就不通畅的腠理，变得更加闭塞难通，使得气机调节困难重重。现在能遇到的是菌血症的寒战，症状严重程度会比此条所描述的更加剧烈一些。

193. 阳明病，欲解时，从申至戌上。

新解：见第 9 条下新解。

194. 阳明病，不能食，攻其热必哕，所以然者，胃中虚冷故也。以其人本虚，攻其热必哕。

新解：不能吃饭的阳明病，有一种是阳明中寒病（可参看第190、191条），胃中虚冷。再用寒下，更加重其虚，从而出现呃逆。

195.阳明病，脉迟，食难用饱，饱则微烦头眩，必小便难，此欲作谷瘅。虽下之，腹满如故。所以然者，脉迟故也。

新解：患者的阳明病，脉象是迟的，介于能吃饭和不能吃饭之间（湿热证），能吃但又不能吃饱，既不是阳明中风病（病情轻浅之热证），也不是阳明中寒病（虚寒证）。再继续问患者为什么不敢吃太饱，答吃太饱了会觉得头目不清楚，有昏眩的感觉，而且还会觉得有点烦热（此即后世李明之所论述之清阳下陷，郁而生热之阴火）。仲景一听说这个症状，就很肯定地问患者，那你小便也一定经常黄赤灼热吧，每次尿量也偏少。患者说："是的，是的，医生您真神！"仲景给之诊断为"谷瘅"病，这个病不是下法的适应证，用了下法，还是会腹满如故，因为他是脾胃本虚，又有湿热之标实，脉象迟就是脾胃虚弱之体征。李明之的清暑益气汤适宜此证。

196.阳明病，法多汗，反无汗，其身如虫行皮中状者，此以久虚故也。

新解：患者的阳明病，除了无汗，其他都很典型（否则也不会诊断为阳明病）。问诊发现，这个患者曾经是有汗的（如果无汗，便诊断不了阳明病），随着病程逐渐加长，水谷摄入不够，也就无汗了。这是消耗太过之后形成的虚证。

197.阳明病，反无汗，而小便利，二三日呕而咳，手足厥者，必苦头痛；若不咳不呕，手足不厥者，头不痛。

新解：患者得了阳明病，却没有汗，小便量也少，说明津液缺乏。如果津液匮乏严重，会出现手足厥冷，头部也会因失养而疼痛。至于"呕而咳"的机制，难以解释。此条是继第196条，论述阳明病津液缺乏的另一种症状表现形式。

198.阳明病，但头眩不恶寒，故能食而咳，其人咽必痛，若不咳者，咽不痛。

新解：难以理解此条的意义。

199.阳明病，无汗，小便不利，心中懊忱者，身必发黄。

新解：此条论阳明病出现黄疸之前驱症状，无汗、小便不利，是湿热阻滞气机之症状，所以会郁而发黄。但还是要牢记，阳明病是一类综合征，具体会是哪种病不一定，只有肝胆系统受累的病才会出现黄疸，否则即使无汗、小便不利、心中懊忱，也不会出现黄疸。

200.阳明病，被火，额上微汗出，而小便不利者，必发黄。

新解：阳明病之核心病机即热盛津伤，治疗之关键在于祛热邪以保津液。此处却用火劫之法，伤津液甚重，严重者会出现容量不足休克，脏器灌注不足，肾脏灌注不足即少尿，肝脏灌注不足即肝损伤、黄疸。

火劫发汗法，即将地烧热，铺上桃树枝一类，患者卧于上，以其热迫汗出。

201.阳明病，脉浮而紧者，必潮热，发作有时；但浮者，必盗汗出。

新解：阳明病内热炽盛，热邪处于散漫状态（后世称阳明气分热证），则脉洪大；热邪由散漫状态而变为结聚状态（即后世所说的阳明腑实热证），脉象亦会由洪大之脉，变得拘紧。阳明腑实证，即潮热，发作有时。如果热邪仍在气分，入睡后也会出现汗出，称之为"盗汗"。

202.阳明病，口燥但欲漱水，不欲咽者，此必衄。

新解：结合《金匮要略》论述，"口燥，但欲漱水，不欲咽"者是瘀血证。热在气分是口渴而多饮，在血分是口干而不多饮。而阳明病是急性病，热甚入血分时也会出现瘀血证，即后世叶天士所说之温病邪热入血分，"入血就恐耗血动血"，易出现出血症状。此处仲景推断为容易出现鼻出血。

203.阳明病，本自汗出，医更重发汗，病已差，尚微烦不了了者，此必大便鞕故也。以亡津液，胃中干燥，故令大便鞕。当问其小便日几行，若本小便日三四行，今日再行，故知大便不久出。今为小便数少，以津液当还入胃中，故知不久必大便。

新解：患者是阳明病，本来就有汗，医生却误用发汗法（以期退热，显然是误治），但病情并没有加重，最终还是自愈了。还是之前说的，不是所有的误治都会使"病随药转"，加重病情。当患者病情不是很重，正气非常强盛之时，即使误治，也会自愈。阳明病患者在自愈过程中出现微烦，可能是胃肠又有了燥屎，因为津液的恢复、胃肠功能的恢复需要一段时间，不可能一下子就从阳明病大便燥结状态变为正常大便。如果燥屎不能自行排出，可以使用少许增液之品，如后世之增液汤或外治之土瓜根、蜜煎导以辅助排便（现在可以用开塞露、甘油灌肠剂）；如果燥屎有自行排出的可能，尽量不用药。可以从小便来判断燥屎能不能排出。小便次数比原来减少了，说明津液留在胃肠道，很快就能自行排便了。

从此条论述来看，阳明病热邪炽盛时，除了热邪消耗津液，还会出现热迫津液外泄。而不是像我们一般想的既然热很重，又缺乏津液，机体就通过减少排尿以自保津液。大汗出即是热迫津液从腠理外出之表现，小便频是热迫津液从膀胱外泄之表现。

204. 伤寒呕多，虽有阳明证，不可攻之。

新解：此处又说的是"伤寒病"，而非直接说"阳明病"。伤寒病，出现了阳明证（阳明病综合征），一般要考虑使用下法，但如果患者还伴随有明显的呕吐（少阳病症状），就不能用攻下之法（特指单纯使用承气汤类）。阳明和少阳，在生理上有交叉，交叉的部位即在消化道，因此阳明病中总夹有少阳病症状，如第103、104、205、229、230条均记载了这种情况。本条所述之症状，可考虑使用柴胡加芒硝汤、大柴胡汤等，调和少阳而兼有通下之效的方剂。

205. 阳明病，心下鞭满者，不可攻之；攻之利遂不止者死，利止者愈。

新解：此条与第204条类似，也是有上腹部症状（少阳病征象），不能单纯使用承气汤类或巴豆类制剂攻下。误用攻下，会加重腹泻而病不解，腹泻不止会导致脱水、电解质紊乱、酸碱失衡、肠道菌群异位等而死亡。腹泻自行止住的，可以治愈。

206.阳明病，面合色赤，不可攻之；必发热，色黄者，小便不利也。

新解：阳明病患者，整个面部都很红，说明热还在散漫状态，热气蒸腾于面部，属于气分，还没有结聚于肠道，不可单纯使用承气类攻下治疗（对于病情危重者，如果在清气分热的基础上，酌加通腑泄热，则疗效更佳）。如果攻下之后，发热没有缓解，出现了皮肤黄染，这是要发生黄疸了，这种患者小便是不利的，量少的。

207.阳明病，不吐不下，心烦者，可与调胃承气汤。

新解：阳明病患者，没有呕吐，也没有下利，说明没有攻下的禁忌证。症状不是很重，就是以心里觉得烦为主，可以尝试用调胃承气汤，稍微清一下热邪。此治疗原理与第 302 条的"少阴病二三日无证，故微发汗"相同。调胃承气汤是仲景用来清阳明不盛之热的，可参第 29、30 条。

208.阳明病，脉迟，虽汗出不恶寒者，其身必重，短气，腹满而喘，有潮热者，此外欲解，可攻里也。手足濈然汗出者，此大便已鞭也，大承气汤主之；若汗多，微发热恶寒者，外未解也，其热不潮，未可与承气汤；若腹大满不通者，可与小承气汤，微和胃气，勿令至大泄下。

新解：患者的阳明病是诊断明确的（有汗出，无恶寒，有腹满，有潮热），使用下法是合理的。但患者的阳明病，有其特殊性，即"脉迟"。"脉迟"提示阳气不那么充足，这种情况下，疾病发展到阳明腑实证需要时间，也可能最终也没能出现典型的"痞、满、燥、实、坚"都具备的大承气汤适应证。

"脉迟"提示患者还有一些非典型阳明病所应该有的症状，通过问诊发现，患者虽然不恶寒了，但还是自觉身体非常沉重（像有表证一样）；还有短气而喘的症状（像第 36 条所说的太阳阳明合病，喘而胸满者宜麻黄汤）。这个时候仲景说可以使用攻下法，因为已经有腹满潮热。但攻下法也有三承气汤之分别，还需要再细化鉴别诊断，如果只是腹胀满非常明显，并没有燥、实、坚的表现，可以使用小承气汤，且服用量要小，稍微调和一下胃肠，达到令腑气通降的目的即可，不要大泄下。

此条也揭示出阳明病特异性的症状体征——潮热。

【延伸阅读】大承气汤使用要点：厚朴是大黄剂量的 2 倍。我早年读此方未明其用量之含义，在首都医科大学附属北京友谊医院 ICU 学习时，看到重症急性胰腺炎患者出现急性腹腔间室综合征（ACS），腹胀而硬满，肠鸣音全无，意识到这种危重状态下，必须超大剂量行气为主（厚朴半斤，1 两约 15 克，8 两约 120 克），大黄、芒硝是辅助。

【延伸阅读】中医学理念应引入 ICU 治疗：这条详细阐述了阳明病的攻下时机和攻下力度。从事 ICU 临床的医生，经验多了会有一种体会，医生可能已经熟练掌握了丰富多样的医疗救治手段，但是面对这样一个诊断明确的患者，在疾病的什么阶段使用哪些救治手段，各救治手段实施的先后次序如何，每种治疗的治疗力度如何把控，只有把这些"形而上"的问题思考清楚了，患者才有好的结局。才能避免医生什么都会，什么都做了，但没救活患者的结局。因为中医用药治疗特别强调时机，强调医生的"圆融"，将中医学的这些理念嫁接入 ICU 领域，ICU 医生的成长会事半功倍。

209. 阳明病，潮热，大便微鞕者，可与大承气汤；不鞕者，不可与之。若不大便六七日，恐有燥屎，欲知之法，少与小承气汤，汤入腹中，转矢气者，此有燥屎，乃可攻之。若不转矢气者，此但初头鞕，后必溏，不可攻之，攻之必胀满不能食也。欲饮水者，与水则哕。其后发热者，必大便复鞕而少也，以小承气汤和之。不转矢气者，慎不可攻也。

新解：阳明病，而且已经出现潮热，就可以用攻下法了。只要大便是硬的，哪怕只是微微硬，还没有达到"燥屎"（坚硬不可摧）的程度，也可以使用大承气汤。如果大便不硬，不能用大承气汤。

【延伸阅读】关于"探病法"：这时就面临一个很现实的问题，古代不像现在，做腹部 CT 就能看到燥结的大便，那么能知道大便硬不硬呢？仲景巧妙地采用了

"探病法"。"探病法"是我的老师刘清泉教授提出来的一种急诊重症领域常用的诊断方法，写入了《中医急诊学》教材。"探病法"的本质是通过快速而无副作用的医疗干预，观察患者变化，以推测病情。仲景此处用小承气汤探病，服用少许小承气汤后患者排气，说明大便已经燥结。没有排气的，说明只是刚开始那段有点硬，后面还是稀便。

使用探病法之前，要先考虑有这种疾病的可能性才去用。比如此处，患者是 1 周没有大便，阳明病患者 1 周没有排便，先要考虑是不是燥屎内结，为辅助诊查，采用了小承气汤"探病法"。

对于阳明病 1 周没有排便，而大便只是"先硬后溏"的患者，使用了攻下法，这种情况会出现胀满没有食欲，口渴时喝完水会频繁打嗝。所谓"先硬后溏"，就是脾胃的运化功能不太好，再用下法伤脾胃，所以就出现了上述症状。但是误下之后，患者阳明病还没好，后续还可能再出现大便干结，量少不畅，这是可以通便治疗的症状，此时还是用少量的小承气汤比较稳妥。

【延伸阅读】小承气汤使用要点：小承气之"小"，不在于没有芒硝，而在于行气药剂量非常小。厚朴二两，只是大承气汤四分之一的分量；枳实三枚，只是大承气汤二分之一的剂量；而大黄的用量则是和大承气汤一样的"四两"。

210. 夫实则谵语，虚则郑声。郑声者，重语也。直视谵语，喘满者死，下利者亦死。

新解：此条所述的是仲景治疗伤寒重症患者，通过望诊和闻诊断虚实的经验。目前这种情况在 ICU 比较常见，而且都在患者危及生命的急危重症状态相对平稳了，但又没有达到离开 ICU 的程度时出现。谵语，特点是声音大，还伴有抗拒动作，不能很好配合医疗，这种情况需要镇静镇痛治疗；郑声，特点是声音低而含混，反复说一件事，这种情况一般不用镇静镇痛。我在 ICU 针对前者常用桃核承气汤，后者常用孔圣枕中丹，疗效满意。

"直视谵语，喘满者死，下利者亦死"，我无法进行更直接的解说，只是在ICU 临床中观察到一些现象，对于"躁扰不宁"的患者，已经无法用语言、眼神交流安抚的患者，预后是非常差的。

211. 发汗多，若重发汗者，亡其阳。谵语，脉短者死，脉自和者不死。

新解： 因亡阳而致谵语，实质是津液丧失，不能养神，类似于休克早期的烦躁。如果多次诊脉，发现脉象是逐渐调和的，预后尚好。所谓调和，即至数是相对可以接受的，比如每分钟60～100次；脉位没有明显的浮大，也不是非常沉；脉的力度不是特别弹指，也没有微弱到难以体察。

【延伸阅读】 危重症患者的脉诊断预后：对于危重症患者判断病势和预后，诊脉到这种程度已经非常受用了。如果脉很短，是死证。"短"，我不认为是后世说的"只见于关部"，短是针对"长而清晰"的脉而言，可以理解为，似乎能摸到脉形但似乎又没有的状态。结合现代医学ICU知识，通俗地说，"脉自和"是血流动力学尚能趋于稳定，而"脉短"是已经不能稳定了。

212. 伤寒若吐若下后不解，不大便五六日，上至十余日，日晡所发潮热，不恶寒，独语如见鬼状。若剧者，发则不识人，循衣摸床，惕而不安，微喘直视，脉弦者生，涩者死。微者，但发热谵语者，大承气汤主之。

新解： 这类患者已经不可能来门诊就诊了，一定是仲景去床旁诊治的患者。问病史发现，这类患者有以下特点。

一是接受医疗干预，有的用下法，有的用吐法。就像现今很难遇到一个没有经过医疗干预的垂危患者了。

二是伤寒病都还没有好。这是指患者还没有从这次疾病中恢复，没有达到像生病以前那样生活自理的状态，并不是说，患者现在一定还有高热、恶寒、烦躁等特别剧烈的症状。

三是1～2周没有排大便了。当时的患者，也经常伴随1～2周没有怎么进食的情况。

四是有一个突出的表现（这个表现家属比较关心，比是否排大便更关心，是否排便还得医生去问诊），一到天将黑时，就开始说胡话，像"见了鬼"一样，摸着发热，也没有怕冷的表现。

上面是仲景所论述的这类患者的 4 个共性。下面仲景要对这类患者进行分类，就像我们在重大突发公共卫生事件救援中，需要检伤分类一样，抗击新型冠状病毒病早期，接待批量而至的重症与危重症入院患者时，也采用了这种方法。

一是只有潮热，谵语（发作时家属去拍拍他，"你说啥呢？"患者还能回过神一下），没有其他肢体躁扰症状的，比较轻，用点大承气汤，大概率是能救活的。

二是症状较剧烈，家属或医生与其交流，已经没有任何应答。并且还能看到，患者眼睛发直，手无意识地去摸衣服或床，时而惊惕一下，呼吸有点快（这一定是仲景恰好看到了患者的发作状态，而非家属描述的，因为这种状态不可能每天规律发作。第一种状态迁延不治，便会出现第二种状态）。治疗就很困难了，救活的概率非常小。只有在诊脉发现还有脉象且脉比较规律的情况下，才有救活的可能性。

"脉弦者生，涩者死"的解说可参考第 211 条"脉短"与"脉自和"之解说。弦脉，脉形是清晰的，有力的；至数是整齐的，相对缓和的。对危重症患者来说，这样的脉象就是非常好的脉了。不用把此处的脉象揣摩地那么深不可测，就是针对危重患者临床快速鉴别诊断时的脉诊，不像现今所谓的"精准脉"那样，要摸出"长了几个子宫肌瘤，每个有多大"。

213. 阳明病，其人多汗，以津液外出，胃中燥，大便必鞕，鞕则谵语，小承气汤主之；若一服谵语止者，更莫复服。

新解：此条在说阳明病很常见的一个现象——谵语。仲景告诉我们阳明病中的谵语，是因为肠道有燥屎（从今天来看，燥屎和谵语之间可能没有什么因果关系，但用通下法治疗谵语，是切实有效毋庸置疑的）。燥屎的原因是津液消耗太多，阳明病的特征之一就是"出汗"。这个谵语，并不代表病情非常危重，用小剂量的通下药，小承气汤，喝了之后，不管有没有拉出燥屎，只要谵语好了，就停药（从这里也可以看出，是用通下药治疗谵语，至于患者是否真的有燥屎，喝完药有没有把燥屎拉出来，也就无所谓了）。

214. 阳明病，谵语发潮热，脉滑而疾者，小承气汤主之。因与承气汤一升，腹中转气者，更服一升；若不转气者，勿更与之。明日又不大便，脉反微涩者，里虚也，为难治，不可更与承气汤也。

新解：患者比第 213 条所讲的病情重一些。除了谵语，还有"潮热"症状，脉象的"滑而疾"，也提示热邪很盛。仲景还是用小承气汤来解决谵语，但因此处病情重，用药更要谨慎精准，先喝 200ml 小承气汤，服下去之后，放屁或者听到了肠鸣音，说明用药是正确的，可以再喝 200ml。喝完 400ml 小承气汤，只代表对"谵语"的治疗结束了，并不代表整个疾病的治疗结束，后续还得随证施治。

【延伸阅读】如何判断 ICU 患者的"胃气"：仲景的时代，没有听诊器，"腹中转气"得贴着患者肚皮才能听到，如果说服药后出现很亢进的肠鸣音，甚至在床边就能听见的，可能性比较小。我在诊查 ICU 危重患者时非常注重对"胃气"的观察，对刚接诊的患者就是通过听诊器听肠鸣音来判断"胃气"的；对危重患者服药后是否有转机，也会把"胃气"是否复苏作为判断标准之一，也就是服药后多次去床旁听诊肠鸣音。如果治疗（不一定都用通下药）后，很快出现（24 小时内）肠鸣音，说明患者"胃气"尚强，预后较好。

关于"若不转气者，勿更与之"的含义，有人说是虚不能运药，也有人参考现代医学知识说可能存在肠梗阻。我结合我的临床医疗行为，侧面解说一下仲景这句话想告诉我们什么。

【延伸阅读】大黄通便的局限性：我刚从事 ICU 临床时，认为没有大黄通不下来的大便，如果有的话一定是剂量用的不够大。后来遇到一个老年肺炎患者，已经神昏，呼吸衰竭并重度休克，治疗过程中处方用了 30g 生大黄后下，肠鸣音都没有恢复，也没有排便，又在此基础上加了 10g 生大黄粉，依然无效，守方 3 天还是无效。直到有一天，我意识到此病为湿温病，转用芳香化湿、宣达气机治疗后，随着白痦透出，患者 12 小时内神清，24 小时后逐渐停用了原本中等剂量的升压药物，从此肠鸣音恢复，每天都能排出比较成形的大便。后来向老师刘清泉教授请教，有没有危重患者用大黄通不下来大便的情况。老师说太多了，并举了他上学时的例子。那时他治疗一位重症脑病患者，用大承气汤合桃核承气汤多剂大便不通，其向带教老师请教，老师拿出家里手抄本医籍，翻到其中一页，记载着于方中加乌药即可便通，果然应验。这些经历是想说明，服用承气汤而胃肠没有反应，应先考虑药不对证，而非盲目加大剂量。仲景之提醒，大概也是此意。

对服用承气汤不转气的患者，仲景的方法是先不给药，观察 1 天，因为有的患者药力起效需要时间。这也说明患者此时的病情并没有致命的风险，还是有足够时间给医生去观察的。如果患者 1 天后还没有大便，脉象没有好转，反而呈现微而无力、欠流畅的表现，说明是"里虚"，也就是"胃气"衰败，属于难治病。总之，承气汤是不能再用了。具体怎么治，就要看家属的积极程度。

215. 阳明病，谵语有潮热，反不能食者，胃中必有燥屎五六枚也；若能食者，但鞭耳；宜大承气汤下之。

新解：这又提到"谵语"和"潮热"并见的患者。阳明病出现谵语、潮热时，患者可能还能进食；进一步病情加重出现燥屎，就不能进食了。这是通过问诊"能否进食"，判断有没有燥屎。有燥屎，且不能进食了，病比较重，推荐用大承气汤攻下。

216. 阳明病，下血谵语者，此为热入血室，但头汗出者，刺期门，随其实而泻之，濈然汗出则愈。

新解：这一条是鉴别诊断，对谵语的病因进行鉴别。前面都说是因为"大便硬"或"燥屎"而导致的谵语，此处说的是"热入血室"引起的谵语，比如阳明病恰好与月经期相遇，就会出现这种情况。这种情况只是看似很危重，其实并不危重。如果误当作阳明病病情危重之谵语治疗，就谬以千里了。两种谵语，病因不同，治疗也不同，热入血室的谵语，经血还能排出，还能有汗，病不重，刺期门就好了。

217. 汗出谵语者，以有燥屎在胃中，此为风也，须下之，过经乃可下之。下之若早，语言必乱，以表虚里实故也。下之则愈，宜大承气汤。

新解：这条难解点在于"此为风也，须下之，过经乃可下之"，如果参考《内经》胃风之病状，则可理解。这种燥屎内结，热邪迫津液汗出，是明显的津液升散表现，类似于"胃风"。"过经"，就是"经"那段病程结束了，即没有了发热、恶风、肢体酸痛等症状（可以是太阳中风，也可以是阳明中风），纯粹是燥屎内结了，才能用下法。用"风"来描述这种津液耗散状态，说明津伤非常严重，需要急下以泄热存阴，推荐使用大承气汤。

218. 伤寒四五日，脉沉而喘满，沉为在里，而反发其汗，津液越出，大便为难，表虚里实，久则谵语。

新解：这是说，伤寒病（并非是阳明阶段），也会出现阳明病的这个阶段。当伤寒发病 4～5 天时，如果脉是沉的，且有喘和腹满症状，说明邪气内结，而发汗法治疗的是正气要抗邪外出的表证，邪气内结者发汗，徒伤津液。津液由表外越耗散，直接导致大便难，疾病开始转变入阳明病状态，进一步损耗津液病情进展，还会出现谵语。正确的治疗是使用攻下法，选方用药可灵活。

219. 三阳合病，腹满身重，难以转侧，口不仁，面垢，谵语遗尿。发汗则谵语，下之则额上生汗，手足逆冷。若自汗出者，白虎汤主之。

新解：患者发病后很快出现三阳合病，是病情重的表现。如果一定要强行区分出三阳，则腹满是阳明受累，身重是太阳受累，难以转侧是少阳受累。所以还是不强分的好，就理解为患者病势很重就可以了。

这是一位卧床的患者，仲景去诊治时，望诊发现患者连翻身都变得很困难，可见其身体的重滞非常严重；切诊腹部是胀满的，在近距离切诊的过程中，还望诊到患者面部非常垢腻（这在古代的急性热病尤其瘟疫，是很常见的面容，现代不会有了，因为 ICU 的医疗护理都做得很好，很及时）。问诊患者，发现他已经不能交流，口舌像失去了知觉一样，但有时还夹杂有谵语，排尿已经没有知觉，任由小便自遗。

对于这样一个危重的患者，如果误治，后果不堪设想。热邪那么炽盛，进展那么迅速，发汗法只会更加重津液损耗而使热邪上冲扰神，谵语更甚；泻下法只会加重津液损耗，而使患者出现休克状态。如果患者汗出很多，说明表的气机是通畅的，清热以存津总是不会错的，所以推荐了白虎汤。

【延伸阅读】重症患者的中医快速诊查法：在重症患者的诊治中，就像仲景这样，四诊基本是同时进行的。我在 ICU 接诊转来的患者时，刚从转运床搬运到 ICU 病床上，护士还没来得及把监护仪器接好时，我便已经开始快速诊查患者。我常用的诊查方法是望诊患者的神情、呼吸运动和体型的同时，手切诊寸口脉，同时呼唤患者姓名令其伸出舌头。同时进行望、切、问诊，可以快速有效的判断患者危重程度（也包含了 qSOFA 的内容）。仅解释一下手切脉的同时让患者伸舌的意义，切脉能摸到清晰的脉形，规律的脉动，说明患者的血流动力学是稳定的，反之则是危证，需要即刻测出准确的血压，准备用升压药物；呼唤患者令伸舌，是快速判断大脑的情况，即格拉斯哥昏迷评分里的是否能睁眼、是否能应答、是否能指令运动。在具体的临床患者接诊中，中西医在治疗策略上，原本就是相通的。

220. 二阳并病，太阳证罢，但发潮热，手足漐漐汗出，大便难而谵语者，下之则愈，宜大承气汤。

新解：患者既有太阳病（脉浮，头项强痛而恶寒），又有阳明病（身热，汗自出，不恶寒，反恶热也；胃家实）。太阳病的"恶寒"和阳明病的"不恶寒，反恶热"，显然不能兼容。所以，这是一个素来便秘的人（基础为阳明病）得了太阳病，太阳病已经好了，但是患者的病还没全好，还有潮热、手足汗多、大便难、谵语。这是典型的阳明病，用下法就好了，又患者身体底子好，也没有经历疾病的过度消耗和误治的打击，就用峻猛点的大承气汤吧。

221. 阳明病，脉浮而紧，咽燥口苦，腹满而喘，发热汗出，不恶寒反恶热，身重。若发汗则躁，心愦愦反谵语；若加温针，必怵惕烦躁不得眠；若下之，则胃中空虚，客气动膈，心中懊憹，舌上苔者，栀子豉汤主之。

新解：患者与第 219 条很相似，也有腹满（阳明）、身重（太阳）、咽燥口苦（少阳），但其危重程度远不如第 219 条。因为不恰当使用下法并没有造成致命的后果，只是"病随药转",把一个即将进展为阳明实热证的患者,变成一个阳明虚热的患者。这种就用力度比较缓和,没有通下作用的清热剂栀子豉汤治疗。

222. 若渴欲饮水,口干舌燥者,白虎加人参汤主之。

新解: 包含于第168条内,不再赘述。

223. 若脉浮发热,渴欲饮水,小便不利者,猪苓汤主之。

新解: 患者是"泌尿系统感染"。在伤寒病中,同样是以"渴欲饮水"为主诉的患者,但不是每一个都能用白虎加人参汤,也有使用猪苓汤的时候。猪苓汤所治的病和白虎加人参汤治的病一定不是一个,只是这两种疾病,都会见到"渴欲饮水"的症状。猪苓汤常用于泌尿系统感染,出现发热、口渴症状的患者。

224. 阳明病,汗出多而渴者,不可与猪苓汤,以汗多胃中燥,猪苓汤复利其小便故也。

新解: 此条通俗,不学医者也能读懂。此条也提示了,阳明病里能用到猪苓汤的时候很少,因为阳明病的核心病机是津液耗损,热邪内结。所以,猪苓汤另为他病(泌尿系统感染)而设,而他病(泌尿系统感染)如果出现了阳明病表现,也许可以用到猪苓汤。

225. 脉浮而迟,表热里寒,下利清谷者,四逆汤主之。

新解: 里寒,且下利不消化食物,用四逆汤温之,很好理解,但不知为何会在阳明病篇出现。是否有一种可能,阳明病用攻下法,用得过了,直接"病随药转",成了四逆汤证。

226. 若胃中虚冷,不能食者,饮水则哕。

新解: 与第194条相似,不再赘述。

227. 脉浮发热,口干鼻燥,能食者,则衄。

新解：此条之临床意义有限。衄与不衄，似无关诊断及治疗。

228. 阳明病，下之，其外有热，手足温，不结胸，心中懊侬，饥不能食，但头汗出者，栀子豉汤主之。

新解：与第 221 条一样。患者得了阳明病，经过下法治疗后，阳明燥热内结已经不存在了，但还有发热，这时一定要寻找有没有别的感染灶。通过诊查除外了结胸这种比较严重的病，再结合患者的"心中懊侬，饥不能食，但头汗出"，考虑还是有余热，扰得胃肠不宁，推荐用栀子豉汤。总之，病邪很轻，稍用点药也就好了。

229. 阳明病，发潮热，大便溏，小便自可，胸胁满不去者，与小柴胡汤。

新解：患者有"胸胁满"症状，诊断为阳明病而非少阳病，单纯因为"发潮热"就诊断为阳明病，诊断依据不够充足。这位患者应看为，发病是阳明病，表现为汗出、潮热等，经过攻下法治疗并没有完全好，还遗留一些症状，如潮热、胸胁满、大便因下法而变溏，就像用过下法后，还有余邪的栀子豉汤证一样。总之，这个发热的患者，二便都是通调的，就不要考虑用下法了。现在主要问题是潮热＋胸胁苦满，推荐先用点小柴胡汤。此条与第 104 条所述的病症非常相似，第 104 条推荐的是小柴胡加芒硝汤。

230. 阳明病，胁下鞕满，不大便而呕，舌上白苔者，可与小柴胡汤，上焦得通，津液得下，胃气因和，身濈然汗出而解。

新解：此条等于第 204 条与第 205 条的综合，不再赘述。唯"上焦得通，津液得下"，使后世医家产生无限遐想，将小柴胡汤引申用于调节三焦水液，开启了肾病之柴胡剂治法。

231. 阳明中风，脉弦浮大而短气，腹都满，胁下及心痛，久按之气不通，鼻干不得汗，嗜卧，一身及目悉黄，小便难，有潮热，时时哕，耳前后肿，刺之小差，外不解，病过十日，脉续浮者，与小柴胡汤。

新解：在第 189 条叙述过阳明中风的症状为"口苦，咽干，腹满微喘"，鼻子干、无汗、有潮热，也是阳明中风可以见到的症状。

但这位阳明中风患者，还有其他不典型症状：上腹部的不适（胁下及心痛、久按之气不通），耳朵前后（淋巴结）肿，这是少阳病位；还有黄疸、小便不利、时时哕，这是阳明之热与太阴之湿相交织的表现；嗜卧不是特异性症状，少阳病可以见到，少阴病也可以见到，需要结合来看。总的来说，这些都提示患者病情比较重，已经影响了日常生活功能。

像这种不典型的病，治疗用药就比较复杂。这位患者曾经接受针刺治疗，治疗后症状好像稍微好了一点，但不是很明显。来仲景这里就诊时已经病了 10 天，诊脉还是浮的，且无汗、鼻干、发热等"外证"症状还在，表气还不是很通畅。这个时候可以使用小柴胡汤治疗。

就如在前文很多处提到的那样，此处的小柴胡汤只是针对刻下状态的治疗，而不是说吃了小柴胡汤后，上面所有的症状就都治好了。这个条文告诉我们，外感病的病程久，症状复杂，伴有发热，可优先考虑使用小柴胡汤。

232. 脉但浮，无余证者，与麻黄汤。若不尿，腹满加哕者，不治。

新解：此条是接着第 231 条论述，即"阳明中风，脉但浮，无余证者，与麻黄汤"，此证果真可以用麻黄汤吗？值得商榷。如果是第 231 条的症状，病程也是 10 多天，也经过了一些治疗，还伴有发热无汗，可以考虑小柴胡汤合麻黄剂。

【延伸阅读】尿量可以判断危重患者预后：一个急性感染性的疾病，没有尿，而且治疗后仍然没有尿，对于现在具有高级生命支持技术的 ICU 来说，都是预后很不好的病。更不用管他是腹满还是不腹满，是喘还是哕了。

233. 阳明病，自汗出，若发汗，小便自利者，此为津液内竭，虽鞕不可攻之，当须自欲大便，宜蜜煎导而通之。若土瓜根及大猪胆汁，皆可为导。

新解：阳明病，一般自己汗出比较明显，或者用了发汗法汗出明显，津液损耗更严重，人体出于自我保护，会减少尿量。但这位患者小便还很通畅，没有减少（类似脾约证的表现，统摄运化津液的功能失调了），津液就很匮乏，"内竭"一词有点言过其实。这种情况，即使大便硬而不通，也不可使用药物泻下，以免加重津液损耗。这种情况并不是非常危急，也不是非急下不可。可以等到患者有便意了，即粪便被肠道运输到了乙状结肠，用灌肠的方法协助排便。蜜煎导、土瓜根、大猪胆汁，都可以用来灌肠以协助排便。

【延伸阅读】大猪胆汁与甘油灌肠剂：大猪胆汁，虽然现在取材有点困难，但在古代实在太容易了，十室之邑，必有屠户。插上竹管，绑紧了的猪胆，形状和今天医用的甘油灌肠剂一模一样。另外，有一些医案表明，用猪胆汁灌肠，不仅达到通便作用，还对阳明病的热盛、邪盛，起到解毒退热的作用。猪胆汁里加醋，可能是为了调节酸碱度，以免直肠刺激过甚。

234. 阳明病，脉迟，汗出多，微恶寒，表未解也，可发汗，宜桂枝汤。

新解：患者的症状，与太阳中风病类似。为什么不直接诊断为太阳中风病，而要诊断为阳明病呢？可以曲解一下：阳明病汗多是正常的，但是应该恶热不恶寒，这个人可能是素体虚寒，"脉迟"也说明这个特点。既然症状和太阳中风高度类似，就可以按照太阳中风的治疗方法，使用桂枝汤。

235. 阳明病，脉浮，无汗而喘者，发汗则愈，宜麻黄汤。

新解：这个患者与"太阳病-伤寒"症状一样，完全可以按照太阳伤寒治疗（可与第36条太阳阳明合病对比学习）。仲景非要将第234条和第235条的患者诊断为"阳明病"，有一种可能是，这两患者虽然发病之初症状和太阳病类似，但其后续的病情变化和疾病转归，全都是与阳明病高度吻合的。因此，第234、235条，是仲景回顾整个治疗病程后修正的诊断。

"发汗则愈"四个字，虽在398条条文中只出现了3次，但给后人留下了无限遐想，认为伤寒病是辛温发汗则愈的病。其实，只有一些病情比较轻的，没有基础病的，也不发生传变的伤寒病，才会一汗而愈（这类患者大多不治也可自愈）。

236.阳明病，发热汗出者，此为热越，不能发黄也；但头汗出，身无汗，剂颈而还，小便不利，渴饮水浆者，此为瘀热在里，身必发黄，茵陈蒿汤主之。

新解： 急性的伴有发热的黄疸，被仲景归在阳明病里。因为是伴随着黄疸和发热而来的，有很多的消化道不适症状，常见的如腹胀满便秘（茵陈蒿汤服药后之变化有"一宿腹减"之描述）。据仲景观察，急性发热性的黄疸，前驱症状表现为发热，但汗出仅见于头颈以上；口渴饮水多，但还有小便不利，提示津液之布散失常，入多而出少，仲景将此病理状态称为"瘀热在里"。推荐处方为茵陈蒿汤。北京中医医院肝病大家关幼波先生，治黄疸诸法中有活血退黄法，其云"治黄先行血，血行黄自灭"，大抵由此悟出。解放军总医院第五医学中心（原中国人民解放军第三〇二医院）已故名家汪承柏先生，则将活血退黄法，研究到了极致，治疗黄疸病时重用三棱、莪术 60g 以上，重用赤芍至 120g。

237.阳明证，其人喜忘者，必有蓄血。所以然者，本有久瘀血，故令喜忘。屎虽鞕，大便反易，其色必黑者，宜抵当汤下之。

新解： 患者之"喜忘"症状由患者自己叙述的可能性很小，医生直接观察到的可能性也不大，因为患者还能说话，且说话还有条理，病情不重，医生不会在床旁持续诊视观察，故由患者家属代诉的可能性最大。此患者应该不是典型的"阳明病"，而是在疾病的康复期中出现了一些阳明病的症状，腹满、口渴、大便硬等，故称"阳明证"，而又以"喜忘"为突出症状，病情并不重。仲景说这个是由"蓄血"引起的，瘀血是老病了，瘀血的一个表现是大便硬，但排便很痛快，大便颜色是黑的，推荐处方是抵当汤。抵当汤，水蛭又名至掌，此即至掌汤。此处之"黑便"是否为今日上消化道出血之"黑便"，有待研究。

238.阳明病，下之，心中懊憹而烦，胃中有燥屎者，可攻。腹微满，初头鞕，后必溏，不可攻之。若有燥屎者，宜大承气汤。

新解： 患者是阳明病，已经用过下法，病还没有好，目前的突出症状是莫名地心中烦热而不安，如果胃中有燥屎了，就可以用大承气汤攻下，如果没有燥屎，只是腹微微有点胀满，大便只是开头一点硬，就不能攻下（可以考虑用栀子豉汤清热除烦，可参看第 221、228 条）。"燥屎"和"初硬后溏"的鉴别，可回看第 209、213、215、216、217 条。紧接着的第 239 条也是在论述"燥屎"的临床症状。

239. 病人不大便五六日，绕脐痛，烦躁，发作有时者，此有燥屎，故使不大便也。

新解： 患者诉脐周疼痛，一阵一阵的，痛得患者都觉得烦躁难耐了。腹痛的患者，一般都不能轻视，仲景时代和现在急诊科行医看病很类似，都要进行细致的查体和辅助检查以鉴别诊断。此条是提示，在伤寒病中，好几天没有排大便的患者，出现腹痛不要忘记考虑燥屎。

240. 病人烦热，汗出则解，又如疟状，日晡所发热者，属阳明也。脉实者，宜下之；脉浮虚者，宜发汗。下之与大承气汤，发汗宜桂枝汤。

新解： 患者出现一阵烦热，出点汗就好了。有的患者像疟疾一样，固定在日暮时分发作，发作的时间和阳明主令的时间吻合，所以也可以当阳明病来治疗。根据脉的虚实来决定用桂枝汤还是承气汤。

第 239、240 条所述症状，不应是伤寒病中的主要症状，最有可能的是，患者在伤寒病恢复的过程中，余热复聚导致了以上症状，因此也一并写入了《伤寒论》中。

241. 大下后，六七日不大便，烦不解，腹满痛者，此有燥屎也。所以然者，本有宿食故也，宜大承气汤。

新解： 患者自觉烦而不安，腹部疼痛、胀满来就诊。询问病史得知，之前用过峻猛的下法，当时腹泻很厉害，但泻完之后 1 周都没有大便。仲景说：这是又有燥屎了。问：为什么刚大下完就又产生了燥屎？答：因为原来就有食积，所以很容易再产生燥屎。这种可以考虑用大承气汤。

【延伸阅读】 在重症的感染和传染性疾病中，屡用下法比较常见：第 241 条的患者用下法无争议，但解释成有"宿食"，所以大下之后 1 周，又有燥屎形成，值得商榷。在重症的感染和传染性疾病中，屡用下法是比较常见的，与"宿食"并无关系。吴又可在《温疫论》中有专篇论述治疗瘟疫时，病情严重者需要"因证数攻""其中有间日一下者，有应连下三四日者，有应连下二日间一日者"，吴又可的这些经验有助于我们学习和正确理解第241条。吴又可在治疗瘟疫的过程中，将大黄运用到了极致，较仲景的大黄使用法有诸多突破创新。

242. 病人小便不利，大便乍难乍易，时有微热，喘冒不能卧者，有燥屎也，宜大承气汤。

新解： 患者偶有发热，热度不是很高，突出症状是喘，平卧时喘更加明显，而且还有头眩不清，要晕倒的感觉。问诊二便情况，发现小便量减少，大便有时候通畅，有时候困难。仲景说这是有燥屎，可以用大承气汤。

患者病情危重，要考虑到急性感染性和传染性疾病中的两个并发症：①心衰，②急性腹腔间室综合征（ACS）。这位患者单从症状来看不能除外心衰，尿少、喘、不能平卧，症状可以说与心衰高度吻合，心衰患者中的一小部分可以用到大承气汤。ACS是因腹腔内压力太高，膈肌上抬，呼吸受限而喘冒，腹压太高时肾脏灌注减少而小便不利，这种情况是非常适宜大承气汤的。现代ICU中最常遇到的ACS，是重症急性胰腺炎的患者。

243. 食谷欲呕，属阳明也，吴茱萸汤主之。得汤反剧者，属上焦也。

新解： 患者吃了东西想吐，这是阳明部位有病，先考虑"阳明中寒病"（可参看第190、191条），要用吴茱萸汤。如果吃了吴茱萸汤病情加重了，说明病位比阳明还要靠上一些，上焦的问题，可以用黄连汤、小柴胡汤（上焦得通，津液得下，胃气因和），这种就要考虑"谷疸病"了，可参看第194、195条。通过学习此条，对《伤寒论》的阳明病应该有一个正确的认识，阳明病包含了"胃家实"，但不仅限于"胃家实"。

244. 太阳病，寸缓关浮尺弱，其人发热汗出，复恶寒，不呕，但心下痞者，此以医下之也。如其不下者，病人不恶寒而渴者，此转属阳明也。小便数者，大便必鞕，不更衣十日，无所苦也。**渴欲饮水，少少与之，但以法救之。渴者，宜五苓散。**

新解：患者是典型的太阳中风证，"发热，汗出，恶风，脉缓"，当用桂枝汤。发病后并没有"呕"的症状，说明这个病没有传变（累及消化道）。但是患者有"心下痞"的胃肠症状，这是不应该出现的，这种多是因为使用了泻药（就像现在患者来就诊，有的是自己吃过药了，有的是找别的医生开药治疗过了）。这种情况是下之后桂枝汤证仍在，仍可予桂枝汤治疗（可参看第 164 条），桂枝汤本身就有补中调胃之作用。

仲景接着进行了鉴别诊断的临床带教示范：如果这个患者发热、汗出，没有用过下法，恶寒不明显，口渴更突出，说明是要传变为阳明病了。如果这时患者的小便很通畅，量也没有减少，提示大便是硬的，这是因为津液不能正常布散，濡养肠道。这种大便硬，并不会引起不适症状，即使 10 天不排大便，患者都没事（很轻微的病）。

这种口渴的患者，可以喝水，但不要喝得过猛，要"少少与之"，让胃肠有时间能充分吸收，让人体的气化功能有时间把喝的水转化成滋养人体的津液。如果一次喝太多，超过了患者的气化功能储备，就会成为饮邪停胃状态，口渴反而会加重，这种可以临时用点五苓散，或者在喝汤药治疗阳明病的过程中，穿插使用几次五苓散。

245. 脉阳微而汗出少者，为自和也；汗出多者，为太过。阳脉实，因发其汗，出多者，亦为太过。太过者，为阳绝于里，亡津液，大便因鞕也。

新解：这是判断患者使用发汗治疗后，是否痊愈的方法。脉摸着已经很柔和了，甚至比较弱了，还有一些汗出，但不太严重，是将要痊愈了；脉摸着已经很柔和了，甚至比较弱了，如果汗出很多，稍微一动衣服就湿了，是发汗太过了（可能需要用点温粉，或者桂枝加附子汤一类的方药治疗）。

（同样的症状，服用了一样的发汗药物）出汗太过者，是因为阳气固摄能力不够，丢失津液严重，常会合并大便硬的问题。

246. 脉浮而芤，浮为阳，芤为阴，浮芤相搏，胃气生热，其阳则绝。

新解：脉浮而芤，是胃热而又津液不足的脉象，此处的"阳"应作津液理解。

247. 趺阳脉浮而涩，浮则胃气强，涩则小便数，浮涩相搏，大便则鞕，其脾为约，麻子仁丸主之。

新解：结合第 246 条，"脉浮而芤"，诊脉操作是轻取知脉浮，重取而知脉芤。此处"脉浮而涩"，是否为轻取知浮，重取觉涩呢？从"浮"来推知胃气强还可理解，从"涩"来推知小便数，难以理解。总之，胃热盛而又小便多（可能有热迫津液外泄的机制）则属脾约，大便会硬，可以使用麻子仁丸。

麻子仁丸：通过枳实、厚朴、大黄（小承气）通下泄热，通过麻子仁、杏仁、芍药以养阴恢复脾的功能。用丸剂，是调理慢性病的意思，说明"脾约"是一种病程相对较长的病。

【延伸阅读】麻子仁丸治好了一位 ICU 尿崩患者：据王晓鹏师弟讲述，一位脑梗死恢复期的患者，因肺炎住进了他们医院 ICU。住院期间患者出现了尿崩，尿量最多达每小时 300ml，患者当时意识没有急性改变，家属拒绝进一步影像学检查，发病已经 4 天，每天 6000～7000ml 的尿液，需要大量补液才能维持不出现低血容量休克，垂体后叶素断供还在申请中，中药使用了补肾缩尿法未见改善。一位西医出身的同事，正痴迷于研读《伤寒论》，诊了患者的趺阳脉，认为正是此条所说的"浮而涩"，便处以麻子仁汤。大家都不认为此方会有效果，但是患者服用 2 剂以后小便即完全正常，可谓"神效"！这只是一个临床个案，患者出现"尿崩症状"的原因不明，使用麻子仁汤也有点"误打误撞"的意思，这神奇的疗效却不得不引起我们对此条"小便数"的遐想，这个"小便数"到底包含了多少临床可能性呢？

248. 太阳病三日，发汗不解，蒸蒸发热者，属胃也，调胃承气汤主之。

新解：患者发病 3 天了，曾用发汗治疗，没有痊愈，还出现了"蒸蒸发热"（热从内而发，手靠近患者皮肤，就能感到热气往外涌，这种发热往往伴随着汗出），这是出现阳明病了。此处，用"胃"来代指阳明。调胃承气汤是清热的，以泻代清。

第 186 条"伤寒三日，阳明脉大"，也是说在伤寒病第三天有可能传变出阳明病，可与此条对比学习。

249. 伤寒吐后，腹胀满者，与调胃承气汤。

新解：在《伤寒论》一书中，吐法是"汗吐下"三法中出现最少的，吐法容易引起"内烦"，似乎有助热之副作用。吐法之后，又兼见腹胀满，还是应考虑清热治疗。此条与第 66 条"发汗后腹胀满者，厚朴生姜半夏甘草人参汤主之"对比学习，二者之间形成了鲜明的寒热虚实对比。

250. 太阳病，若吐若下若发汗后，微烦，小便数，大便因鞭者，与小承气汤和之，愈。

新解：就第 249 条进一步补充，太阳病，经过汗、吐、下三法（其中的任何一个或几个），（都可能）遗留有微烦、小便数、大便干等阳明病的表现（这个情况不是很严重），用小承气汤稍微调和一下胃肠就好了。

251. 得病二三日，脉弱，无太阳柴胡证，烦躁，心下鞭，至四五日，虽能食，以小承气汤，少少与，微和之，令小安，至六日，与承气汤一升。若不大便六七日，小便少者，虽不受食，但初头鞭，后必溏，未定成鞭，攻之必溏；须小便利，屎定鞭，乃可攻之，宜大承气汤。

新解：患者得外感病 2～3 天了，脉弱说明邪气不盛，不像要出现传变的"数急"之脉；没有太阳病的无汗、恶寒等症状；也没有柴胡汤类呕、颇欲吐、胸胁苦满等少阳病的症状；只是有点烦躁（若烦躁），上腹部按着有点硬。

这种情况，有点要传变至阳明的迹象，病情还不重，可以再观察 2 天。2 天过去（发病 5 天），还有这些症状，但吃饭不受影响，大便从发病以来还没有排过。因为症状持续没缓解，还是应引起重视，少喝一点小承气汤，调和一下肠胃，缓解一下症状，第二天（发病第 6 天）可以再喝 200ml 小承气汤。

有一类患者虽然也具有上述症状，1 周没排大便了，而且还出现不能吃饭，这种属于"阳明中寒"的范畴，再结合小便量也比平时偏少，大便肯定只是开头那点硬（类似于第191条所说之"欲作固瘕"），这时如果用了攻下法一定会腹泻，因此这还不能用承气汤（这类患者最终也很难变成大承气汤证）。

如果这个患者有上述特点，不能吃饭了，小便量也很多，病情就比较重了，是因为阳明燥屎内结导致不能吃饭，导致小便频数，就需要用大承气汤直接攻下了。

252. 伤寒六七日，目中不了了，睛不和，无表里证，大便难，身微热者，此为实也，急下之，宜大承气汤。

新解：这是仲景去床旁诊视的患者。患者得伤寒病1周了，已经没有了意识，大便不通，身上稍微有点热，查看双目已经无神。此时需要急用下法以救之，适宜用大承气汤。

253. 阳明病，发热汗多者，急下之，宜大承气汤。

新解：阳明病本就汗出，白虎汤所主治的阳明病，就已经是大汗了，汗出很严重，这里的"汗多"还能比白虎汤证多到什么程度呢？如果只从"汗多"便要"急下"，难以让人信服，还是从兼证考虑比较合理，在"发热汗多"的基础上，兼有大便数日不行，腹满等燥屎内结征象，所以用大承气汤急下以釜底抽薪，迅速终止热邪对津液的逼迫外泄。

254. 发汗不解，腹满痛者，急下之，宜大承气汤。

新解：患者发病即为重症，在短暂的表证之后就凸显了热邪内结之势（可以参考今日之急腹症理解，急腹症感染灶在腹腔，只是伴见了发热恶寒的"外证"），先用了发汗法病情没有缓解，腹满疼痛症状更加突出，这是需要急攻下的，应该用大承气汤。

255. 腹满不减，减不足言，当下之，宜大承气汤。

新解：上述第254条"发汗不解，腹满痛者"的患者（也可以推及其他阳明燥屎内结患者），经用下法，腹满没有缓解，或仅有轻微缓解，还要继续用峻猛的攻下法，推荐使用大承气汤。

256. 阳明少阳合病，必下利，其脉不负者，顺也。负者，失也，互相克贼，名为负也。脉滑而数者，有宿食也，当下之，宜大承气汤。

新解："阳明少阳合病，必下利"值得商榷。大柴胡汤所主治亦是阳明少阳合病，但并无下利。"其脉不负"难以理解。"脉滑而数者，有宿食也，当下之，宜大承气汤"，是指阳明少阳合病出现下利的患者，如果脉象是滑而数之脉，提示有宿食积滞，这种下利推荐使用大承气汤。但仍宜结合其他兼症，如第 252 ～ 254 条所述之危急症状，才适宜用大承气汤急下。

257. 病人无表里证，发热七八日，虽脉浮数者，可下之。假令已下，脉数不解，合热则消谷善饥，至六七日不大便者，有瘀血，宜抵当汤。

新解：患者已经发热 1 周了，这个热度应该是比较高的，比如测体温可能在 39～40℃，否则也不会不顾其他兼症而用下法来治疗。"无表里证"，既没有恶寒无汗，也没有腹满燥屎内结征象。一般通过下法治疗，热势会缓解。

如果已经用过了下法治疗，发热还是没有退，依旧脉数，说明还有潜在的感染灶没有被发现。患者吃饭很多，还消谷善饥，说明病灶不在消化道，很有可能邪结在更深的层次（血分）。从用过下法之后，患者又有 1 周没有排大便了，推荐使用攻逐血分热结的方剂——抵当汤。

如果用了抵当汤下之，还是没有好呢？一定存在这种可能性。

258. 若脉数不解，而下不止，必协热便脓血也。

新解：这条是第 257 条的延续，本来用了下法以泻其热，大承气汤也好，抵当汤也好，用药之后患者腹泻已经止不住了，但还是发热，脉数，这种提示热毒很重，并且感染灶就在肠道，多半要出现便脓血了。这种情况可见于痢疾。

259. 伤寒发汗已，身目为黄，所以然者，以寒湿在里，不解故也。以为不可下也，于寒湿中求之。

新解：患者的起病症状符合"伤寒"病，表现出了发热、怕冷、身体酸痛等症状，但其病与其他人的典型伤寒不同，是一种会出现黄疸的病，比如甲型病毒性肝炎。因为早期表现完全符合"伤寒"病，所以就用了发汗的方法，是正确的治疗。发汗后热退、恶寒解除，但患者出现了黄疸，就应该专注于治疗黄疸了，黄疸治法有多种，下法只是其中之一。

260. 伤寒七八日，身黄如橘子色，小便不利，腹微满者，茵陈蒿汤主之。

新解：此条就是可以用下法治疗的黄疸。特点是除了黄疸，还有"阳明病"表现——腹微满。所以参考阳明病的治法，推荐含有大黄的茵陈蒿汤。

"身黄如橘子色"常被拿来描述"阳黄"，所谓阳黄和阴黄，还要看伴随症状，皮肤黄染的程度只是一个方面。

261. 伤寒身黄发热，栀子柏皮汤主之。

新解：患者发热伴黄疸，没有恶寒表证，也没有腹满之里证，就考虑用此方了。

262. 伤寒瘀热在里，身必发黄，麻黄连轺赤小豆汤主之。

新解：黄疸，发热、无汗、恶寒，推荐此方。

麻黄连轺赤小豆汤使用要点：麻黄为开表之郁闭，而非真有寒邪要散去。故用量宜小。

辨少阳病脉证并治

少阳病篇10条，以篇幅论，在六经病篇中排名第五，仅比太阴病篇多2条，只有1条涉及方证，推荐了一首方剂——小柴胡汤。但少阳病在后世治疗外感病中地位极高，小柴胡汤则无论在外感病还是内科病中均会用到，其使用范围之广，可谓经方群方之冠。"少阳病"地位高，源于太阳病篇第97条所述之病机"血弱气尽，腠理开，邪气因入，与正气相搏，结于胁下"，外感病即正邪交争之病，正邪交争必然有僵持难分胜负之时刻，此即"少阳病"之谓也；小柴胡汤广泛应用，因其寥寥七味药物，却包含了寒、热、补、泻之性，临床之疾病单纯者少，而寒热虚实错杂者多，此为小柴胡汤广泛应用之基础。

263.少阳之为病，口苦咽干目眩也。

新解：在外感病中，患者主诉了"口苦咽干目眩"症状，就可以按照少阳病治疗。

264.少阳中风，两耳无所闻，目赤，胸中满而烦者，不可吐下，吐下则悸而惊。

新解：少阳病之下，还要细分。患者出现第263条主诉后，医生还需要四诊合参，如果问诊发现患者两耳听力下降，胸中满而烦，望诊看到目赤，属于少阳病中的中风。正如在第204条注解所提到的，少阳和阳明在生理上有交叉，在症状上有重叠，少阳病也会见到胃肠道的不适症状，但并没有有形之邪在胃在肠，故不可用吐法和下法，误用只会伤正气、伤津液，从而出现心悸易惊。

265.伤寒，脉弦细，头痛发热者，属少阳。少阳不可发汗，发汗则谵语，此属胃，胃和则愈，胃不和，则烦而悸。

新解：伤寒病患者出现"脉弦细""头痛""发热"，则要考虑少阳病。此处的核心是"脉弦细"，提示津液不足，抗邪无力；"头痛""发热"两个症状并无特异性。

如果按照太阳病治疗，用了发汗的方法，使本就不足的津液更加匮乏，患者就会出现谵语，这是人为使患者出现了阳明病传变。如果胃气能自我恢复，即使经过误治，也会逐渐痊愈；如果没能自我修复，患者会遗留心烦心悸症状。

266. 本太阳病不解，转入少阳者，胁下鞭满，干呕不能食，往来寒热，尚未吐下，脉沉紧者，与小柴胡汤。

新解：患者来就诊时，追问病史发现起病就是典型的太阳病，但是一直没有接受过治疗，现在就诊时已经出现了胁下硬满的症状，有的患者偏在左侧胃区，有的患者偏在右侧肝胆区，并且有干呕、不能进食，吃了就呕吐，一阵发热一阵发冷，脉沉紧的症状，可以先用小柴胡汤治疗。根据治疗后的变化，再进一步随症治疗。

267. 若已吐下、发汗、温针，谵语，柴胡汤证罢，此为坏病。知犯何逆，以法治之。

新解：接第 266 条论述，在疾病出现少阳病表现的那段时间里，如果患者用了不恰当的治疗，柴胡汤证已经不典型了，仲景也不能预断该用何方，因为误治完全是"人祸"，病随药转，不知道会变成什么样子，只好说"知犯何逆，以法治之"。

268. 三阳合病，脉浮大，上关上，但欲眠睡，目合则汗。

新解：三阳合病是很重的病，因病邪炽盛，太阳、阳明、少阳同时受累。"目合则汗"，对三阳合病来说，没有什么特殊的提示意义。其价值在于提示"盗汗"的原因很多，并不是平时大家总听到的阴虚，甚至肾阴虚的原因。

269. 伤寒六七日，无大热，其人躁烦者，此为阳去入阴故也。

新解：患者发病以来都没有出现明显的发热症状，现在已经病了 1 周，出现躁扰而烦的症状，这是要出现阴证了。患者出现意识改变是危重症，需要以温法急救之。

270. 伤寒三日，三阳为尽，三阴当受邪，其人反能食而不呕，此为三阴不受邪也。

新解：此条是仲景保留前人外感病救治经验的痕迹。《素问·热论》论外感热病，提到日传一经，《伤寒论》中有几处保留了《素问·热论》内容。此条的重点是后半句，通过"其人反能食而不呕"来判断这个病比较容易痊愈，不会进一步传变为阴证。其实质是通过"胃气"来判断患者的危重程度和预后。

271. 伤寒三日，少阳脉小者，欲已也。

新解：此条和第 270 条一样，是日传一经的说法。但是少阳脉在哪里诊，仍然是谜。也许某天能出土一套那个时代诊脉的墓穴砖雕，也就真相大白了。

272. 少阳病，欲解时，从寅至辰上。

新解：见第 9 条下新解。

辨太阴病脉证并治

太阴病篇 8 条，在六经病篇中篇幅最短。太阴病，即自限性的腹泻病，多发于平素脾胃阳气虚弱，寒湿内盛之人。太阴病若因感染而起，可伴有发热、恶风等表证，偶或在腹泻同时兼有比较轻微之腹胀腹痛症状；也有一部分太阴病无感染，只是消化不良或寒冷刺激而泻。一个感染性疾病，因疾病出现传变，导致病情加重，其中可以见到三阳病之间的传变，但基本不会传变出太阴病。

273. 太阴之为病，腹满而吐，食不下，自利益甚，时腹自痛。若下之，必胸下结鞕。

新解：太阴病的表现，是腹满且呕吐，食欲不振，继而出现腹泻，腹泻一次比一次严重，大便一次比一次稀，泻得厉害时也会腹痛。一般的腹满使用下法或者吐法可以得到缓解，但太阴病不会。如果见到腹满且下利，以为是积滞未尽而用下法，则会更加损伤胃肠道，加重腹满症状，由"满"而变为"结硬"。今日临床中之急性胃肠炎常见到此条征象。

274. 太阴中风，四肢烦疼，阳微阴涩而长者，为欲愈。

新解：太阴这个部位出现了中风病，不知道具体症状是什么，《伤寒论》里并没有看到明确记载。从此条记载可以看出"四肢烦疼"是主要症状之一。见到"长脉"是疾病快要痊愈的征象。

275. 太阴病，欲解时，从亥至丑上。

新解：见第 9 条下新解。

276. 太阴病，脉浮者，可发汗，宜桂枝汤。

新解：太阴病的表现在第 273 条说得很清楚，出现第 273 条的症状，如果脉是浮的，就可以用桂枝汤治疗。可参考后世所说的逆流挽舟法，来理解此处使用桂枝汤的含义。

277. 自利不渴者，属太阴，以其脏有寒故也，当温之，宜服四逆辈。

新解：患者没有用过泻下药，自己就出现下利症状，不伴有口渴，可以按照太阴病治疗。这种是因为素来脾寒，应该使用四逆汤温脾寒。

278. 伤寒脉浮而缓，手足自温者，系在太阴；太阴当发身黄，若小便自利者，不能发黄；至七八日，虽暴烦下利，日十余行，必自止，以脾家实，腐秽当去故也。

新解：此条前半截与第 187 条前半截相同。第 187 条"伤寒脉浮而缓，手足自温者，是为系在太阴。太阴者，身当发黄，若小便自利者，不能发黄；至七八日，大便鞕者，为阳明病也。"把"手足自温"提出来，说明太阴病手足是温的，而少阴病手足已经不温了，这可以作为少阴和太阴的一个鉴别点。下利患者，脉微，如果手足还温，属于太阴病范畴；如果手足都凉，就属于少阴病范畴了。

后半截与第 187 条形成了对比，第 187 说的是七八日后大便硬了属阳明；此处说突然腹泻 10 多次，是太阴之气来复，自动排腐秽外出。读完此条，应该知道临床中不是所有的腹泻（即使是 10 多次）都需要用药干预。比如"吃坏肚子"，泻几次，第二天自己就好了。不宜再强行作其他解说。

279. 本太阳病，医反下之，因而腹满时痛者，属太阴也，桂枝加芍药汤主之；大实痛者，桂枝加大黄汤主之。

新解：太阳病应该发汗，误用下法会出现种种后果，常见有三种，疾病自愈、病情未变化、病情随药而变。这里说的是第三种，变成了太阴病一类的，要用桂枝加芍药汤，如果肚子痛而兼有拒按等"实"的表现，可以用桂枝加大黄汤。

280. 太阴为病，脉弱，其人续自便利，设当行大黄、芍药者，宜减之，以其人胃气弱，易动故也。

　　新解：此条只是就用药经验而论述，太阴病的脉可以多种多样，"脉弱"提示身体弱，身体弱用药就要注重保护脾胃之气，勿过度克伐。世人皆知大黄克伐胃气，芍药也有此弊端，后世常有用芍药通便者，裘沛然先生还专门写过《芍药是一味破药》，专论芍药攻破之效。

辨少阴病脉证并治

少阴病各条所述症状轻重差异巨大，病程1~8天不等，各条预后完全不同。从各条所述之症状来看，无法用"患者体质不同"来解释；也无法用一个疾病所出现的各种变证来解释。

少阴病，是以"脉微细""但欲寐""手足不温"（"下利"也常见，但非必见症）为初起症状的疾病汇总，主要包含了后世所说的"寒邪直中"（伤寒）病，以及少量的"伏气温病"（伏气温病，手足冷数日后，变为以发热为主，即"厥阴病"范畴）。"寒邪直中"和"伏气温病"患者均会见到"下利"，"下利"可分为三类：①因阳气虚衰不能固摄之下利，表现为完谷不化，以后世所说的"寒邪直中"病较为常见；②因严重感染出现的胃肠道反应（感染灶不在胃肠），类似后世所谓之"漏底伤寒"，此类常见于"伏气温病"，少阴病篇有少量涉及，主要在厥阴病篇；③一小部分为"痢疾"等感染性腹泻。少阴病下利严重脱水，也会由手足不温进而发展为"四逆""厥逆"。

281. 少阴之为病，脉微细，但欲寐也。

新解：这是少阴病之关键表现，"微"是脉搏跳动无力，"细"是脉形不够充盈，"欲寐"是神疲之表现。

【延伸阅读】中医学对危重病的诊查已经有意识使用 qSOFA 的三项内容：凡外感病出现"神"之改变，即现代医学所说之"意识改变"；出现"微细"之脉，即现代医学所说之血压改变；出现喘促，即现代医学所说之呼吸频率改变，均是病情危重之表现。脓毒症 3.0 诊断标准（Sepsis 3.0）中用来床旁快速筛查脓毒症的 qSOFA 即此三项内容。只出现其中之一者，属于病情较重；出现其中之二者，属于重症患者，需加强监护治疗；三者全部出现为危证，需即刻抢救。

282. 少阴病，欲吐不吐，心烦，但欲寐，五六日，自利而渴者，属少阴也，

虚故引水自救；若小便色白者，少阴病形悉具。小便白者，以下焦虚有寒，不能制水，故令色白也。

新解：患者已经诊断为少阴病，自然具备了第281条的症状体征。此外，还有其他症状，比如消化系统的症状——欲吐不吐，因为这种类似于懊恼的感觉导致心烦。过了五六天后，患者又出现了下利，这就很容易让人联想到太阴病，但患者是下利的同时还有口渴，与第277条所说的"自利不渴者，属太阴也"，是不同的。

283.病人脉阴阳俱紧，反汗出者，亡阳也，此属少阴，法当咽痛而复吐利。

新解：患者来诊时，诊脉发现其脉象为紧脉，紧脉代表拘急闭塞，应该恶寒无汗才对，比如太阳伤寒麻黄汤之脉，即脉阴阳俱紧。紧脉而又见汗出，是反常的，是阳气已经不能固摄，向外亡脱的表现。中阳不固可能会出现吐利，虚阳上扰可能会有咽痛。

284.少阴病，咳而下利谵语者，被火气劫故也，小便必难，以强责少阴汗也。

新解：患者原本是少阴病，是"但欲寐"的安静状态，通过就诊时询问病史不难判断。少阴病不应该出现谵语，但是误用火劫催汗会耗伤津液，使原本就虚弱之身体更加衰弱，心神浮越所以谵语，津液内竭，所以尿少且排尿困难。

285.少阴病，脉细沉数，病为在里，不可发汗。

新解："脉细沉数，病为在里，不可发汗"，所有外感病都可通用，不只是少阴病才如此。只因少阴病很容易见到"细沉数"之脉象。细为津血不足，沉为病在里，数为有热邪，此三种情况中的任何一种，均不适宜用麻黄汤发汗。即使患者起病之初，暂时出现了恶寒、发热、无汗、身痛，也不能用麻黄汤发汗。

286.少阴病，脉微，不可发汗，亡阳故也；阳已虚，尺脉弱涩者，复不可下也。

新解：少阴病本身就是以阳气虚弱为突出表现的重症，"脉微"说明阳气非常虚，这种情况下是不能发汗的；尺脉也是又弱又涩，也不能使用下法。

287.少阴病，脉紧，至七八日，自下利，脉暴微，手足反温，脉紧反去者，为欲解也，虽烦下利，必自愈。

新解："脉紧"不是少阴病应该有的脉。此条应作为少阴病之类证鉴别诊断。

"脉紧"与"脉微"相比，患者的状态要好一些。1周后患者出现了下利症状，脉象突然变成"微脉"，如果手足是冷的，那就是典型的少阴病；如果手足还是温的，说明不是少阴病，而是太阴病之"脾家实，腐秽当去故也"。虽然患者刻下的下利症状来势凶猛，但很快就会自愈了。这条放在此处，更具有鉴别诊断意义。

我存在的疑问：仲景如何知道此人七八天前是"脉紧"？当时并不记录病历。如果七八天前来找过仲景就诊，仲景为什么没有用药，而是待其到七八日腹泻呢？

288.少阴病，下利，若利自止，恶寒而蜷卧，手足温者，可治。

新解：这是仲景去出诊看到的患者，下利有几天，病的已经不能前去就诊了。仲景来时，看到患者蜷卧在床，盖得比较厚，比较严实（望而知其恶寒），安静地蜷缩侧躺着（望而知其邪去正虚），问患者下利症状已经好转了，诊时发现手足也是温的（切而知其阳气来复），这个患者是可以治愈的。

仲景虽未明确说出如何诊治这位患者，但其留下的古朴文字，已经传递给了我们，危重症患者如何在"问诊"之外，通过"望诊"和"切诊"获取更多的症状和体征信息，使医生能有更多的参考，去拟定最佳的治疗方药。

至于什么样的患者，是"不可治"的，如果这位下利的患者，见到烦躁、利不止、手足冷，则为死证，不可治，详见第295条。

289.少阴病，恶寒而蜷，时自烦，欲去衣被者可治。

新解：与第288条类似，不再赘述。只是还没切诊，看了一眼，就知道患者阳气来复了，这是从患者的烦热欲去衣被现象中得到的提示。

临床中，即便我们望了一眼就看穿了病情，但也不宜就给患者交代病情拟具处方。医生是严谨的职业，老老实实四诊合参，记好病历，写好处方，把患者治好了，才是正道。

290. 少阴中风，脉阳微阴浮者，为欲愈。

新解： 不知少阴中风临床症状如何。此条之意义在于，提示阴阳脉法，并非轻取为阳重取为阴，否则如何"阴浮"呢？

291. 少阴病，欲解时，从子至寅上。

新解： 见第9条下新解。

292. 少阴病，吐利，手足不逆冷，反发热者，不死，脉不至者，灸少阴七壮。

新解： 患者得了少阴病，又吐又利，他的手足只是不温，还没有严重到厥逆的程度，又有发热症状。这种情况下，即使脉很弱，甚至弱到都摸不到脉搏的程度，也不代表就是死证。手足不厥逆，说明外周组织灌注状况良好，这对病情的判断，权重要高于脉（血压），因为脉（血压）的目的就是为了保障组织灌注。可以灸少阴七壮以促进脉搏恢复，少阴其实包含了少阴经的脉诊部位，在现今所说之太溪穴，灸少阴即指灸太溪穴。西汉马王堆汉墓有《足臂十一脉灸经》和《阴阳十一脉灸经》，推测"灸XX脉"，是那一派医家非常流行的说法，而仲景之"灸少阴"等，是对此派医家某些医疗经验继承的痕迹。

293. 少阴病，八九日，一身手足尽热者，以热在膀胱，必便血也。

新解： 患者发病之初，诊断为少阴病，因为精神差，手足冷，还有下利。但八九天后发热成了主要症状，手足都是热的，下利还没有好，这就脱离了少阴病的状态，但不代表病痊愈了，热邪盛而下利不见，下一步可能会出现便血。"热在膀胱"可参考第106条"热结膀胱"，第340条"冷结在膀胱关元"，"膀胱"代指下腹部。这位患者的病情，从现今看可能是"肠伤寒"。

294. 少阴病，但厥无汗，而强发之，必动其血，未知从何道出，或从口鼻，

或从目出，是名下厥上竭，为难治。

新解：患者得了少阴病后的表现是"厥而无汗"，即四肢是冷的，没有汗，很容易跟"恶寒无汗"混淆而使用发汗法。这种情况很难发出汗，但医生很执着地用强汗剂，大剂量、多次使用，最严重的后果是会把血发出来。出血的部位每个人不一样，可能是鼻血，也可能是吐血，还可能是眼睛出血。这个变局叫作"下厥上竭"，这种情况就很难治了。

295. 少阴病，恶寒，身蜷而利，手足逆冷者，不治。

新解：与第 288 条对比自明，不再赘述。

296. 少阴病，吐利躁烦，四逆者死。

新解：吐利＋躁烦＋四逆，是仲景笔下的死亡三联征。这种患者非常危险，但若不见"躁烦"则神尚在，极力救治或可挽回。四逆是组织没有有效的血液循环灌注，但吐和利还在进一步消耗津液，患者此时已无法经口服补充液体了，所以是死证。躁烦比烦躁程度严重。

297. 少阴病，下利止而头眩，时时自冒者，死。

新解：利止，一般来看是好事。但这里的利止是已经没有津液可以泻了，或者虽然利止了，但津液已经严重损耗。患者处于休克状态，大脑缺乏血液灌注，所以头眩，如果坐起来或者站立，就会出现更加严重的现象——自冒，即意识丧失，频频发作意识丧失，是死证。

298. 少阴病，四逆，恶寒而身蜷，脉不至，不烦而躁者死。

新解：患者得了少阴病，手足厥冷，怕冷，身体蜷缩在一起，这是少阴病很常见的征象，第 288、289、295 条都提到了这种征象。此患者的脉已经摸不到了，这就比较严重了，但也不至于是死证（可参看第 292 条注解），在此基础上又见到"躁"扰不宁，就是死证。"不烦而躁"，"烦"是有一定意识内容的，有主观的表达，而"躁"是肢体的不安,无意识地运动。"躁烦"比"烦躁"重,"不烦而躁"比"躁烦"重。

299. 少阴病,六七日,息高者死。

新解:息高是呼吸很浅表,是临终的表现。一般情况下,男性是腹式呼吸,外在看到的呼吸动度在腹部;女性多为胸式呼吸,呼吸动度在胸部。"息高"的呼吸动度在颈颏部,每一次呼吸都有颈颏部的运动。中医学解释此现象为"肾气绝于下,肺气脱于上",对应现代医学多种疾病的临终状态。

"息高"即预示死证,不管其他症状如何,不论下利止还是不止,不论四肢厥逆还是温暖。

300. 少阴病,脉微细沉,但欲卧,汗出不烦,自欲吐,至五六日自利,复烦躁,不得卧寐者死。

新解:患者得了少阴病,症状比较典型。但患者出现"汗出不烦"说明有阳虚不能固摄之势,自欲吐利也是脾胃衰弱之表现,5~6天后阳气进一步虚衰不能固摄而见自下利,进而阳气外越。原来安卧之患者,出现烦躁难安,不能静卧,亦不能入睡,这是阳气将暴脱,故为死证。

301. 少阴病,始得之,反发热脉沉者,麻黄细辛附子汤主之。

新解:少阴病起病时不发热,但此患者出现了发热,说明阳气还有一定的抗邪能力,属于少阴病中较轻的,预后较好的情况。即使患者有"但欲寐""脉沉"等危重表现,仍使用温阳散寒的方法祛邪外出。治病,当给邪以出路,这一点非常关键。

麻黄细辛附子汤使用要点:日常生活中,用于素体畏寒,而出现感冒发热者,热度一般不高,脉是不足之脉,但不见得均是"沉脉""微细"脉。在危重患者中,用于高热而脉微弱,面色、二便,均无任何热象者。

302. 少阴病,得之二三日,麻黄附子甘草汤微发汗,以二三日无证,故微发汗。

新解： 治病，给邪气以出路很重要。只要机体之正气尚有抗邪外出之趋势，即应伺机灵活运用祛邪外出之法。

这位患者得少阴病 2～3 天了，除了"脉微细""但欲寐"，没有其他症状，不像其他患者常见的"下利"，没有显著的"手足厥冷"，也没有"汗出""烦或躁""不得卧寐""咽中生疮"等少阴病常见的表现。因此判断患者正气尚足，可以考虑试探性地使用麻黄附子甘草汤，取微汗以祛邪外出。

303．少阴病，得之二三日以上，心中烦，不得卧，黄连阿胶汤主之。

新解： 患者经历了第 302 条所描述的无症状阶段后，现在出现了症状，在脉微细、精神很弱的同时，突出表现了烦、不能入睡的症状，这时要用黄连阿胶汤。这位患者的病情，类似于后世温病学中所说之伏气温病（包含多种重症感染性疾病，痢疾亦可涵盖）。

304．少阴病，得之一二日，口中和，其背恶寒者，当灸之，附子汤主之。

新解： 患者在第 302 条描述的基础上，出现了背恶寒的症状，需要使用温阳之法，但温阳之法最怕有内热郁闭，问患者发现"口中和"，既没有口渴，也没有口苦，或口中异味不清爽，这种"口中和"状态，基本不会有内热，所以可以放心使用灸法温阳，汤药则推荐附子汤。

305．少阴病，身体痛，手足寒，骨节痛，脉沉者，附子汤主之。

新解： 此条是连着第 304 条拓展论述附子汤之使用范围，可与第 174、175 条对比学习。此条与第 174、175 条均有身体和关节的疼痛，第 174、175 条有恶风、脉浮症状，所以归在太阳病篇论述；此条脉沉、手足寒，所以归在少阴病篇。

306．少阴病，下利便脓血者，桃花汤主之。

新解： 在一派虚弱萎靡、脉微细、手足冷的基础上（即少阴病），以下利便脓血为突出症状，推荐用桃花汤治疗，此时已经不用考虑引起脓血的局部病是什么了。

与第 308 条有虚实之别。如果读了此条，思考少阴病为什么会出现便脓血，那就永远理解不清了。要反过来思考，这个以便脓血为突出症状的患者，医生诊查时发现除了便脓血，还有虚弱萎靡、脉微细、手足冷的症状，所以将这个患者诊断为少阴病。

307. 少阴病，二三日至四五日，腹痛，小便不利，下利不止，便脓血者，桃花汤主之。

新解：此条是对第 306 条进行补充。患者的病变部位在肠道，更确切说在大肠，但患者在起病之初先表现为精神差（但欲寐）、脉微细、手足不温等全身性的症状，第二天才表现出肠道症状，有的患者可能延迟到第三天甚至第五天才表现出肠道症状。腹痛即病灶处的疼痛反应，小便不利是因为大便下利太多，身体有效血容量减少，机体的自我保护机制通过减少小便以保存容量。这个患者现在最突出的问题是下利止不住，并且泻下的都是脓血混杂，这个量是非常大的，会引起严重的贫血，甚至失血性休克，当务之急是止利止血。推荐使用桃花汤。

【延伸阅读】冉雪峰用桃花汤治疗溃疡性结肠炎大量便血：冉雪峰为著名医学家，曾注解《伤寒论》，但未完稿便仙逝，现出版之《冉注伤寒论》仅注解到第 283 条。冉雪峰擅用经方，将桃花汤借用于以"出血"为主的溃疡性结肠炎患者，多能 1~2 剂使出血量迅速减少。根据冉先生之经验，桃花汤止血之速效可见一斑。

308. 少阴病，下利便脓血者，可刺。

新解：这是一个表现为少阴病的痢疾，邪气盛，可予针刺或刺血以祛邪，疗效可观。

【延伸阅读】邱茂良针刺治疗痢疾便脓血：患者，男，43 岁。患者以腹痛下痢黏冻 3 天而就诊。据诉秋以来，多吃瓜果后，开始胃口不好，饮食减少，于前天起，腹中隐隐作痛，腹泻，先是便溏，后是稀水，连续几次，即见便出白色黏冻，稍夹红色，每天 10 余次，时觉形寒，但不发热。就诊时腹痛阵作，痛即欲便，便下白多赤少，里急后重，口不渴，神倦思卧，纳呆口黏，舌苔白腻，脉濡。检查示腹柔软，肝脾未及，右少腹轻压痛，体温正常。大便镜检见黏液，脓细胞，少量红细胞。大便细菌培养为福氏志贺菌。西医诊断为急性菌痢。属寒湿证。因时属深秋，多进生冷瓜果，中阳受损，运化失权，湿浊阻滞，伤及阳明气分，故见痢下白色，兼及血分故微夹红色，湿邪未从热化，故无身热口渴等症。治当温运化湿，参以导浊。取上巨虚、合谷，用捻转泻法，取阴陵泉以运脾利湿，行平补平泻法，均留针 30 分钟，并于天枢、气海两穴用艾条灸 5 分钟，每天 2 次。第二天，便泻减为每天 3 次，腹痛减轻。原方续用 2 天，至第四天，症状消失，便次与镜检均正常，乃单灸足三里一穴，直至大便培养连续 3 次转阴，停止治疗。

309. 少阴病，吐利，手足逆冷，烦躁欲死者，吴茱萸汤主之。

新解：患者得了少阴病，除了常见的呕吐、下利、手足逆冷症状，还非常烦躁，自觉症状很痛苦，生不如死。少阴病多是比较安静的，只有到病危时才会出现"躁扰"。这位患者如此痛苦，是因有"饮邪"存在，饮邪冲逆，扰乱神明，仲景推荐使用吴茱萸汤温散寒饮治疗。

第 296 条已说"少阴病，吐利躁烦，四逆者死"，为何此条不说会死，而要推荐吴茱萸汤治疗呢？二者岂不矛盾？有医家结合吴茱萸汤其他条文，认为此方主治的其实是"呕吐"，此处条文虽是"吐""利"并举，但实际以呕吐为主。

我们换个角度解释一下：第 296 条之"吐利躁烦"，是医生观察到的，尤其"躁"是肢体无意识的运动，是濒死的表现。而第 309 条之"烦躁欲死"，是以"烦"为主，患者烦躁地觉得都要死了，活不了了，但其实，患者还是有意识的，并且可以准确表达自己的感受。这两条所述的危重程度，天壤之别。

310. 少阴病，下利、咽痛、胸满、心烦者，猪肤汤主之。

新解：患者的病情较第 303 条（少阴病，得之二三日以上，心中烦，不得卧，黄连阿胶汤主之）危重，第 303 条的患者刚刚显露"心烦不得卧"的热象，而这位患者除此之外，还有下利、咽痛、胸满，病变范围比较广，治疗用药亦较"猛"。

从我们现今的眼光来看，"猪肤"是平常食物，而黄连阿胶汤中的"阿胶"是名贵药材，二者均为血肉有情之品，皆是动物之皮。此处仲景所用猪肤量极大，多达一斤，而且为鲜品熬制使用，较之制备好的阿胶养阴之力更大。用大剂量血肉有情之品治疗，足见仲景对本患者的重视。

311. 少阴病，二三日，咽痛者，可与甘草汤；不差者，与桔梗汤。

312. 少阴病，咽中伤，生疮，不能语言，声不出者，苦酒汤主之。

313. 少阴病，咽中痛，半夏散及汤主之。

新解：上述 3 条 4 首方剂，患者症状轻重不同，用药也有差别。先需要解答的是，少阴病篇中大多都在论述危重症，如下利、四逆，为何一转而论"不甚起眼"之咽痛呢？

其实，咽喉之急性病变，表现出精神萎靡、脉沉者并不罕见，在古代医案中亦时常可见到因咽喉痛脓而昏聩厥冷者。此应是其归为少阴病的原因。甘草汤之咽痛尚轻，桔梗汤之咽痛已较重，而半夏散及汤和苦酒汤，是咽肿痛非常严重了。

唐容川说第 312 条："此生疮，即今之喉痛、乳蛾。肿塞不得出声，今有用刀针破之者，有用巴豆烧焦烙之者，皆是攻破之法，使不壅塞也。仲景用生半夏，正是破之也。"唐容川提到的这几种方法，是历代急救医籍中普遍记载之方法，唐氏解读比较符合实际。

314. 少阴病，下利，白通汤主之。

新解：此条往后，开启少阴病之关键治法。本条过于简略，其内容已涵盖于第315 条之中。

315. 少阴病，下利脉微者，与白通汤。利不止，厥逆无脉，干呕烦者，白通加猪胆汁汤主之。服汤脉暴出者死，微续者生。

新解：患者得了少阴病，本就危重，仍有下利不止，且脉象微，很快就要出现阳脱而死。此处使用白通汤，先要达到的目的就是止利。如果服药后利止，则治疗较易，续温其阳，可望生还。

如果服药后还是利不止，四肢仍是厥逆的，脉都摸不着了，因为服药还导致了不能耐受的"药烦"，出现干呕、烦，需要考虑变更药物，在白通汤之一派回阳药中，加入阴寒之猪胆汁、人尿，使其服药后不再出现格阳不能耐受。第二次使用了加味白通汤后，如果脉象缓缓出现，还有生机。如果服药后，脉象突出很强烈的跳动，是不好的预兆，药劲过去后，便会死亡。这个"脉暴出"就像急诊或ICU抢救时，推注了一支肾上腺素一样，从没有脉变为突然出现几秒钟快速（速率＞120 次/分）而有力的脉搏，随着药力过去脉就又没有了。

316. 少阴病，二三日不已，至四五日，腹痛，小便不利，四肢沉重疼痛，自下利者，此为有水气，其人或咳，或小便利，或下利，或呕者，真武汤主之。

新解：患者得了少阴病，起初并无特异性症状，其状态大概就像第302条"少阴病，得之二三日，麻黄附子甘草汤微发汗，以二三日无证，故微发汗"中所说的"二三日无证"。但到发病第4～5天时，患者出现了腹痛、小便不利、自下利、四肢沉重疼痛。

如果我们只看到字面的"腹痛、下利、小便不利"，那么这个患者与第307条桃花汤所主治的患者"少阴病，二三日至四五日，腹痛，小便不利，下利"，非常的相似。但二者的发病机制截然不同。桃花汤以下利脓血为主，伴随腹痛，因阴血不足继发了小便量少；此处是水饮内盛气化不利，以小便不利为主，伴随腹痛，因饮邪内盛渍于肠胃而继发了下利，水气阻滞经络导致四肢沉重疼痛。推荐使用真武汤温阳化饮。

317. 少阴病，下利清谷，里寒外热，手足厥逆，脉微欲绝，身反不恶寒，其人面色赤，或腹痛，或干呕，或咽痛，或利止，脉不出者，通脉四逆汤主之。

新解：患者是阴盛格阳的状态，但状态比第315条的白通加猪胆汁汤所述的状态要好一点，还有发热，这是阳气尚存之表现。"脉微欲绝"是指脉快要绝了，但实际还没有绝，"利止脉不出"是下利已经停止。这些情况都比第315条的"利不止，厥逆无脉"要好，还有挽回的空间。推荐用通脉四逆汤，干姜的用量是四逆汤的两倍。

318. 少阴病，四逆，其人或咳或悸，或小便不利，或腹中痛，或泄利下重者，四逆散主之。

新解：少阴病的患者，四肢厥冷，后来出现了咳嗽症状，或者自诉心悸的症状，或者小便不利，诉腹中疼痛，或是下利的时候诉有拉不尽、肛门重坠的感觉。这些主诉症状的存在，说明患者意识还是好的，还可以诉说病痛，比起不能主诉的患者是好的。下利而伴有后重，往往不是虚脱不能固摄之下利，其病情远比"下利清谷"或"利不止"轻。

这样一个患者，为什么会放在少阴病篇呢？他的病情这么轻，所用的药也这么轻柔。这个与第311～313条是一样的原理，因为其发病初期症状符合"少阴病"的表现，有脉微细、但欲寐、四肢冷之态，而这种状态是阳气内郁导致的。

319. 少阴病，下利六七日，咳而呕渴，心烦不得眠者，猪苓汤主之。

新解：患者发病后但欲寐、脉微细、下利、手足不温，这是少阴病。下利1周多以后，出现了新的症状，咳嗽、口渴、呕吐、心烦不得眠。这些症状虽然是新出现的，但导致这些症状的病机是早就存在的，起初热邪比较隐匿，随着下利伤阴，热邪逐渐变得炽盛并显露出来，表现出口渴、心烦不寐。呕吐是常伴随下利出现的消化道症状，咳嗽是外感病中常见的非特异性症状，此处先不用过多关注。这个时候治疗的重点是针对病机拟定治则——养阴清热，但是一般的养阴药如地黄、麦冬有滋腻加重下利的弊端，常用的清热药如石膏、黄芩、黄连有苦寒伤阴的弊端，用药需要多方兼顾。猪苓汤正好符合患者刻下要求，阿胶养阴补血而止利，茯苓甘淡具有补益止泻作用，猪苓、泽泻、滑石甘寒，导热邪自小便而出，因此推荐使用猪苓汤。

320. 少阴病，得之二三日，口燥咽干者，急下之，宜大承气汤。

新解： 患者发病 2～3 天即口燥咽干，说明热邪炽盛，郁闭于内，外证所表现出但欲寐、脉微细、手足冷等"少阴病"特点。此证类似于"真热假寒"，病势危重，应该使用大承气汤急下存阴，给邪气出路。大承气汤为本病治疗之第一步，并非只用此方就能彻底治愈。

321. 少阴病，自利清水，色纯清，心下必痛，口干燥者，可下之，宜大承气汤。

新解： 患者生病后请仲景诊治，仲景观察到患者但欲寐，手足不温，突出的主诉是腹泻，泻下的均是清水样的粪便（非常臭秽），仲景诊断为"少阴病"。下利是本病的常见症状，但此人的下利有别于寒性下利，此时要进一步鉴别诊断。通过切诊腹部，发现胃区疼痛；问诊患者，也诉有剑突下的疼痛，而且口干燥。这是热邪内结之征，与虚寒性的下利迥然不同。这种情况可以使用下法治疗，可选用大承气汤。

【延伸阅读】热结旁流： 明代吴又可在治疗瘟疫中，观察到许多排便异常的患者，专门在《温疫论》中写了一节"大便"，论述协热下利、热结旁流、大便闭结、大肠胶闭四种状态。吴又可认为"热结旁流者，以胃家实，内热壅闭，先大便闭结，续得下利纯臭水，全然无粪，日三四度，或十数度，宜大承气汤，得结粪而利立止。服汤不得结粪，仍下利臭水及所进汤药，因大肠邪盛，失其传送之职，知邪犹在也，病必不减，宜更下之"。后世注家多将第 321 条看为"热结旁流"。

322. 少阴病，六七日，腹胀不大便者，急下之，宜大承气汤。

新解： 这位患者罹患少阴病 1 周了，目前突出症状是腹胀、便闭。不论其他症状如何，都需要立即解决腹胀大便不通的问题。因为罹患少阴病者，本身就是正气不足之人，此类人群最怕邪气炽盛，急予通下给邪气出路，可避免邪气郁而更炽。

推荐使用大承气汤。

上述第320～322条被称为"少阴三急下证"。这三个需要使用大承气汤治疗的患者，为什么要出现在"少阴病篇"呢？这是因为他们在发病之初的突出表现都为"脉微细""但欲寐""四肢冷"，是热深厥深，机制就是厥阴病篇第335条说的"厥深者热亦深，厥微者热亦微。厥应下之"。之所以没有放在"厥阴病篇"，是因为厥阴病篇的厥，都是发热和四肢厥交替出现。这三个患者发病后并没有发热，直接就四肢厥了，所以不符合厥阴病的临床特点。

【延伸阅读】少阴三急下证与现代重症临床：这三个患者，常见于古代的烈性传染病；偶可见于现代临床急腹症的腹腔感染（因大多数有发热症状），导致了感染中毒性休克（现在都叫脓毒性休克，属于重度脓毒症），病势危急，邪气炽盛而正气欲脱，这个时候是两难的治疗，如果不敢攻邪必然死亡，连数小时都延误不得。如果放胆攻下，或许还有一线生机。即使在外科学已经非常发达的现代，这三个患者也依旧属于危重症，在脓毒性休克状态下进行外科手术，也是背水一战，家属只有抱定"不做必死，做了可能活的心态"，而主治医生又能敢于担当，才可能手术。

323. 少阴病，脉沉者，急温之，宜四逆汤。

新解：这条可与第302条对比学习，也是针对少阴病患者，在出现特异性症状之前，进行广谱的、对症性质的医疗干预。第302条是予麻黄附子甘草汤温阳散邪，防患未然；此处是用四逆汤回阳救逆，防患未然。这两个条文分别代表了两种不同的起病类型。

324. 少阴病，饮食入口则吐，心中温温欲吐，复不能吐。始得之，手足寒，脉弦迟者，此胸中实，不可下也，当吐之。若膈上有寒饮，干呕者，不可吐也，当温之，宜四逆汤。

新解：这位患者出现精神不振、手足寒，就符合少阴病了。但再详细问诊，发现患者有消化道症状，吃了东西就吐，不吃东西也有想吐的感觉，但又吐不出来，这是有形之物阻隔气机，阳气不能外达，而表现出少阴病的特点。

对该病的治疗，需看病史。如果起病时间很短，连 1 周都不到，往往是实证如痰饮、食滞阻在膈上使阳气郁遏不伸，需要用吐法，如瓜蒂散一类，先吐去有形之邪，也许一吐而愈，或吐后未能痊愈，再继续随症施治。

如果病程较久，多是阳虚不能温化在前，痰饮内停在后，需要用温阳化饮的方法。

325.少阴病，下利，脉微涩，呕而汗出，必数更衣，反少者，当温其上，灸之。

新解：患者是少阴病，表现为下利、脉微而涩、呕和汗出的症状。但是仔细询问患者下利的情况后发现，患者如厕次数虽然很多，但排便量很少。这个就是痢疾之类常见到的里急后重，量少而不畅快。患者脉有涩象即提示气机不畅，脉象与症状是吻合的。治疗的重点在于用灸法温其上。"上"是哪个部位，很难揣测，喻嘉言认为是灸百会，可供参考。灸百会确实可以治疗痢疾里急后重、脱肛、子宫脱垂等疾病，在针灸治疗中较常用，这与督脉循行经过会阴、长强有关。

辨厥阴病脉证并治

厥阴病篇各类条文的危重程度各异，实因构成厥阴病篇疾病种类的混杂性，也因此造成了"千古疑难厥阴病"之局面。

厥阴病之本意是论述"热深厥深"的病症，构成厥阴病的疾病可以分为三类：①在发病初以手足厥冷为主，但很快出现以发热为主，或手足厥冷与发热并见的症状，主要为后世所说的"伏气温病"；②夹杂了一部分慢性的手足厥冷证（不是继发于感染性疾病的），如蛔厥、脏厥；③下利病症，因下利是引起厥逆的重要原因，论述厥逆离不开下利，既然要频繁论述到下利，那就把下利的一些病均放在此处，但总的来说，厥阴病的下利，以严重的感染性腹泻居多（感染性腹泻又以是否便脓血分为两类）。还有因严重感染出现的胃肠道反应（感染灶不在胃肠），类似后世所谓之"漏底伤寒"，也是危重症，较难治。

感染性疾病发病即表现为厥脱者，属于厥阴病范畴；感染性疾病经过一段时间不断进展，最终变为厥脱者，也属于厥阴病范畴，这是由太阳病一步步传变而来的厥阴病。但后者在《伤寒论》的"厥阴病篇"基本没有涉及。

326.厥阴之为病，消渴，气上撞心，心中疼热，饥而不欲食，食则吐蛔，下之利不止。

新解：此条作为厥阴病之提纲争议较多。从此条记载的症状来看，是蛔虫活动引起的，"气上冲心，心中疼热"是典型的蛔虫钻顶感的描述，蛔虫活动的缘故，患者消化功能异常，出现"饥不欲食"，这种"气上撞心"并不是有积滞燥屎，用下法徒伤脾胃，出现下利不止。此条患者同时或伴随了胆道系统的轻微感染。

厥阴病是生死存亡关头，此条所论述的病症，显然不是危重症。此条所述之病症可由乌梅丸治疗。对于此条之深入解读多是《伤寒论》治学之需要，很少用于指导感染性疾病的治疗。因强将此条作为厥阴病之诊断标准（即提纲证），故乌梅丸也就随之而成了厥阴病之主方，由此先入为主之见，遂使厥阴病篇变为千古难解之谜。

327. 厥阴中风，脉微浮为欲愈，不浮为未愈。

新解：厥阴中风和少阴中风一样，都没有说症状，只说了从脉象判断疾病是否要痊愈。既无从得知其表现如何，又何能知其将愈之征兆？

328. 厥阴病，欲解时，从丑至卯上。

新解：见第 9 条下新解。

329. 厥阴病，渴欲饮水者，少少与之，愈。

新解：厥阴病之核心为感染导致的休克，休克主要表现是有效的循环血量不足。如果休克的患者，能够知道口渴，会索水喝，就说明病情是比较缓和的，可以逐渐自行补水以延缓进展，这种患者如果再加以医药干预就很容易痊愈。

330. 诸四逆厥者，不可下之，虚家亦然。

新解：仲景的时代，没有静脉补液技术，补充津液只能依靠口服并经胃肠吸收。如果已经是严重休克状态，"四逆厥者"，有效循环血量非常不足，心脏射血功能也很差（阳气不足），用下法会导致津液丢失，加速死亡。虚弱的人也是类似的，也存在阳气和阴津的匮乏，故下法也要禁用（通俗地理解，虚人脏腑储备功能有限，经不起攻下）。

但是，此条治疗禁忌不适用于"热深厥亦深"之四逆（如第 335 条之论述）。热深厥深之四逆，用下法是背水一战，或可挽回生机，但在下法中加入固脱之品更能吻合病机，如后世所发明之增液承气、黄龙汤之类。

331. 伤寒，先厥后发热而利者，必自止，见厥复利。

新解：先厥而后发热，类似于太阳病，先恶寒身痛，待邪郁一段时间后正气来抗邪，乃发热。这种情况对比"先发热后厥"而言，是比较轻的。

"下利"会引起"厥"，而"厥"引起"下利"，在急性病中较少见到，慢性病中常会出现。素来手足凉易腹泻者，手足受寒后厥冷得更厉害，腹泻也随之出现，如第 351、352 条的当归四逆汤类方所治疗的患者。

332. 伤寒始发热六日，厥反九日而利。凡厥利者，当不能食，今反能食者，恐为除中。食以索饼，不发热者，知胃气尚在，必愈，恐暴热来出而复去也。后三日脉之，其热续在者，期之旦日夜半愈。所以然者，本发热六日，厥反九日，复发热三日，并前六日，亦为九日，与厥相应，故期之旦日夜半愈。后三日脉之，而脉数，其热不罢者，此为热气有余，必发痈脓也。

新解： 患者来就诊时，已经病了 15 天。仲景通过问诊病史发现，患者起病的前 6 天以发热为突出症状；近 9 天则是以手足厥冷为主要症状，且伴见下利，患者食欲还可以，还能进食。

这是个什么病呢？仲景进行了分析。

当时流行一种病（据张再良教授判断可能为新疆出血热），会出现典型的厥热往复表现。这种病如果厥冷后不再发热，提示患者病情进展，很容易死亡。患者来就诊时已经厥冷了 9 天，且还有下利，考虑可能是比较凶险的状态——阳气衰微。如果真是"阳气衰微"的垂危状态，患者一定不会有食欲，也不可能正常进食了；偏偏这个患者还能吃饭，这就比较疑惑了；这时还要进一步鉴别，考虑垂危状态——除中，这是在患者将死之前出现的一种现象，不能吃饭的人突然能吃了。

判断是不是"除中"，仲景提供的方法是让患者吃饭，而且吃的是当时最好的饭——索饼，约等于现今的面条，如果吃了后患者都挺好的，也没有发热，说明胃气是存在的，可以耐受并消化食物。那么，这个患者一定可以痊愈。

患者在这次"食索饼"判断胃气后不久，又出现了发热症状。这个发热如果只是一过性的，可能是"暴热"，也是不太好的现象。如果热是持续的，就是病由厥冷期又进入了发热期。为了判断到底是哪种热，过了两天仲景又去给患者诊脉（不知道这两天是否给予治疗，治疗不是此处重点要谈的，此处重点谈的是面对疾病的鉴别诊断和预后分析），发现患者还在发热，这次确定患者进入疾病的发热期，且到凌晨发热就满 3 天了，加上刚起病时的 6 天发热，总共发热 9 天了，和厥冷的时间一样长，这个病就该痊愈了。

但也不是 100% 就会痊愈，如果还在持续发热，可能还是存在别的感染灶，比如身体某个部位存在脓肿。

【延伸阅读】索饼即现今之面条：索饼为何物，原不关乎理解本条文，但作为一个拓展知识可以了解。邱庞同在《中国面点史》"汉魏晋南北朝时期"一章中，专门从史料考证探讨了"索饼"，结论是"粉条"状的食物，如果用面做成此状，即为面条。我从生活见闻稍作补充，目前之手擀面条制作，先将揉好的面擀为薄纸饼状，折叠后切成面条，此过程即"使面饼变为条索状"。现在仍为人们所喜爱之"饼丝"，是将"熟饼切为条索状"，此二者都有可能为仲景所说之"索饼"。但仲景在桂枝汤服用的饮食禁忌中提到了"忌肉、面、酒、酪……"，此处之"面"所指何物，与现今之面条有何关系，又是一则疑案了。

333. 伤寒脉迟六七日，而反与黄芩汤彻其热。脉迟为寒，今与黄芩汤，复除其热，腹中应冷，当不能食，今反能食，此名除中，必死。

新解：患者得伤寒病 1 周了，脉是迟的，却被误用了黄芩汤清热，这会造成患者体内阳气大伤，阴寒内盛，这种情况是不可能有食欲的，如果患者突然出现了能吃饭，这是"除中"，死前的"回光返照"。

【延伸阅读】回光返照：在现代医学生命支持治疗还不发达的时候，患者基本可以按照自然病程走向死亡，那个时候"回光返照"是很普遍的现象。我在 ICU 中曾遇到过一次比较典型的回光返照，这是一位 70 岁的男性患者，慢性阻塞性肺疾病终末期，无创呼吸机支持力度到达了极限，患者的呼吸衰竭仍不能纠正，二氧化碳潴留，呼吸音极低，意识不清，伴随有感染。某天早晨大家到科室查看此患者时，发现患者出奇地清醒，可以有明确的眼神交流，听诊双肺呼吸音非常清晰，心电监护显示生命体征较前明显稳定。查完患者后开始晨交班，交班时还探讨了这个患者为何会突然好转，话音未落，患者便心跳停止而死亡。

急诊学的开拓者协和医院马遂教授，曾从"回光返照"的临床现象中得到启发，提出了急诊医学与危重病的治疗理念。他认为人体的各种功能是相互关联的，当各功能板块的强度彼此相当时，人感觉最好；当彼此不协调时就不舒服、感觉不好。回光返照是各功能板块间在强度极低的状态下又找回的平衡。为恢复各功能组成部分间的强度平衡，甚至不惜让某些相对较好的功能做出一些牺牲，认为这是危重患者治疗需要承受的代价。

334. 伤寒先厥后发热，下利必自止，而反汗出，咽中痛者，其喉为痹。发热无汗，而利必自止，若不止，必便脓血，便脓血者，其喉不痹。

新解：患者发病时先出现了下利症状，且还有手足厥冷，厥冷症状之后，又出现了发热，考虑诊断为"伤寒 - 厥阴病"。厥阴病患者由厥冷而出现发热之后，就会有不同的转归了。

一般厥冷后发热，下利都会自行停止，因为阳气恢复了。阳气恢复，下利自止，一般情况下病就好了。这在第331条已经论述过了。

一部分患者，发热后还伴见出汗，咽喉疼痛，就是喉痹病，咽喉部有感染灶，下利只是这个病的一个伴随症状。还有一部分患者，发热后下利并没有好转，后续还要出现便脓血。这种情况感染灶在肠道，可能就是痢疾，而非喉痹了。

335. 伤寒一二日至四五日厥者，必发热。前热者，后必厥；厥深者，热亦深；厥微者，热亦微。厥应下之，而反发汗者，必口伤烂赤。

新解：伤寒，是感染性的疾病，热毒是根本，起病时火热内郁会见到一些厥冷表现，但很快就会表现为发热，所以这条说，伤寒病早期（1～5 天）虽然表现为手足厥冷，后续一定会出现发热；但也有一类伤寒患者，是先出现发热症状，后续病情进展出现了厥逆。无论是这两种情况中的哪一种，只要厥逆症状很严重，那么内在的热毒也一定非常炽盛，厥逆比较轻微的，热毒也比较轻浅。喻嘉言说在伤寒病中出现真阳虚的非常罕见，大多都是真热假寒，真热假寒就是"厥深者热亦深"。对于这种真热假寒，需要使用下法通利邪热以畅气机，如果用温药发汗，一定会助热邪，使热邪上炎，表现之一即"口伤烂赤"。

336.伤寒病，厥五日，热亦五日，设六日当复厥，不厥者自愈，厥终不过五日，以热五日，故知自愈也。

新解：参考第 342 条后新解。

337.凡厥者，阴阳气不相顺接，便为厥。厥者，手足逆冷者是也。

新解：此条论述了"厥证"的主要表现及其核心病机。

仅就"手足厥冷"而定义"厥证"，那么"厥证"所涵盖的病种一定是纷繁复杂的。举一个例子，部分身体柔弱的年轻女性，手足是长年厥冷的，但这部分人大多数情况下属于健康状态。遇到特殊情况，如紧张、疼痛、腹泻，确实很容易出现手足冷加重，甚至晕倒。这类人群符合"厥"的诊断，但并不是"厥证"，更不是"厥阴病"，而是一种低水平的健康状态。

仲景想论述的"厥"，是外感病中新出现的"厥"，其实就是休克，主要包含了 ICU 临床中最常见的感染性休克（常合并低血容量）、低血容量休克。要想读懂厥阴病篇，也应时刻对比着现代医学《病理生理学》中的"休克"一起学习。

【延伸阅读】休克与感染性休克：休克临床表现为面色苍白、皮肤湿冷、血压下降、脉搏细数、尿量减少、神志烦躁不安或表情淡漠甚至昏迷等。各类休克始动环节或有差异，但"微循环障碍"是共有的发病环节，微循环障碍可以分为微循环缺血期、瘀血期、凝血期三个时期。感染性休克，是由于严重感染引起的休克，无论是革兰阳性菌（如肺炎球菌、葡萄球菌），还是革兰阴性菌（如痢疾杆菌、大肠埃希菌）等均可引起休克。

338.伤寒脉微而厥，至七八日肤冷，其人躁，无暂安时者，此为脏厥，非蛔厥也。蛔厥者，其人当吐蛔。今病者静，而复时烦者，此为脏寒。蛔上入膈，故烦，须臾复止；得食而呕，又烦者，蛔闻食臭出；其人当自吐蛔。蛔厥者，乌梅丸主之。又主久利。

新解：这一条是鉴别"蛔厥"与"脏厥"。继发于伤寒病 1 周多以后，前期先出现了脉微手足厥冷，现在是整体肌肤都冷了，这是休克状态，患者会持续躁扰，没有片刻安静，是休克很常见的一个特点。而"蛔厥"是蛔虫梗阻消化道引起的气机不畅，出现手足厥冷，蛔虫活动时症状加剧，患者出现烦躁，蛔虫安静时症状又缓解，这种人在平时就有吐出过蛔虫的现象。这种蛔厥，要用乌梅丸来驱虫治疗，且乌梅丸还能治疗久利。

但是，乌梅丸治不了真正的休克。故不应将乌梅丸视为厥阴病之主方。

339. 伤寒热少微厥，指头寒，嘿嘿不欲食，烦躁。数日，小便色白者，此热除也，欲得食，其病为愈。若厥而呕，胸胁烦满者，其后必便血。

新解： 厥阴病之本质是"热深厥深"。此处是热微厥微状态，只是指头冷，还不到手足冷的状态，但仍然有烦躁、少言语、不想吃饭症状。如果几天以后，患者的小便变得清长了，食欲也恢复了，说明病要好了。在现代 ICU 治疗中，尿量是非常重要的休克监测指标，休克患者如果尿量增加，是治疗有效的表现。

如果几天以后，患者手足都已厥冷，不想吃饭的症状进一步加剧，还出现了呕吐、胸胁部满而不适，提示还有热邪，进一步还可能会出现便血。

340. 病人手足厥冷，言我不结胸，小腹满，按之痛者，此冷结在膀胱关元也。

新解： 患者只是手足厥冷，并没有发热、恶寒等前驱症状。这可能是一个慢性的状态，也有可能是胸腹有实邪阻滞。因此，仲景对患者进行了查体，先按其心下，患者并没有诉压痛，而按压小腹时患者诉有疼痛。由此判断，患者手足厥冷，是寒邪结在下腹导致的，膀胱关元代指下腹部。这是一个慢性病的手足厥冷。

341. 伤寒发热四日，厥反三日，复热四日，厥少热多者，其病当愈；四日至七日，热不除者，必便脓血。

342. 伤寒厥四日，热反三日，复厥五日，其病为进。寒多热少，阳气退，故为进也。

新解： 第 336、341、342 条，如此典型的"厥"和"热"往复，一定只存在于某几种特定的感染性疾病中。现在基本遇不到了，了解所揭示的大义，"外感病中发热不可怕，但厥逆是会死人的"即可。

第 341 条还夹杂了痢疾的鉴别诊断内容。

【延伸阅读】感染性疾病高热治疗中应用温阳药经验：祝味菊、章次公均重视在感染性疾病高热的治疗中使用保护阳气的药物，因为阳气是患者能持续抗邪的关键，但是从读过到会用还有很远的距离。笔者早年目睹王家骥主任治疗一位 90 岁高龄的肺炎呼吸衰竭患者，已经气管插管，并没有看到肢体厥冷、脉微等典型的阳虚征象，但王主任处方用鹿角片、炮姜、附子、龙骨、牡蛎等温阳固脱治疗。笔者反复揣摩，认为"脉象弦大"和"无发热"或许是此患者用温阳药的主要指征，该患者服药后并未出现我以为的"上火表现"，最终成功脱离呼吸机。此时笔者才领悟到在感染性疾病中重视保护阳气的现实意义。2024 年 1 月，笔者会诊一位 78 岁新型冠状病毒病重症患者，发病 4 天经抗病毒、激素治疗，热已退，表现为活动则喘，脑钠肽显著升高提示隐匿的心衰，淋巴细胞计数下降非常明显。虽然患者并无肢冷、脉微症状，也无水肿不能平卧心衰症状，但其处于"阳脱"的先兆，很容易出现病情急转直下、心衰显露，处方在麻杏石甘汤合旋覆花汤的基础上，同时加入南沙参、北沙参、人参、附子扶正温阳固脱，以保护阳气。服药后患者喘促开始缓解，明显缩短了病程。

343. 伤寒六七日，脉微，手足厥冷，烦躁，灸厥阴，厥不还者，死。

新解：患者在患伤寒病 1 周时，就已经出现了厥阴病，提示病情非常危重。脉微、手足厥冷、烦躁，是典型的休克表现，中医病机为阳气欲脱，这种情况可以采用灸厥阴之方法以回阳，灸后"厥不还"说明休克未能改善，所以断为"死证"。由此条可知，灸法是治疗厥逆的重要方法，且施灸后即刻疗效明显。此处的灸疗既是治疗方法，也是探查疾病预后的方法，与第 332 条食索饼察胃气有类似用途。

344. 伤寒发热，下利厥逆，躁不得卧者，死。

新解：可参考第 348 条新解。但比第 348 条又多了"躁不得卧"，病情更危急，故直接断其"死"。

345. 伤寒发热，下利至甚，厥不止者，死。

新解：可参考第 348 条新解。但又比第 348 条多了对病情严重程度的精细描述，厥是"不止"的，利是"更甚"的，病情更危急，故直接断其"死"。

346. 伤寒六七日，不利，便发热而利，其人汗出不止者，死，有阴无阳故也。

新解：此条似乎脱去了"厥逆"二字，否则何以放在"厥阴病篇"？如果在"便发热而利"之后补入"厥逆"，就非常好理解了，可参考第 348 条新解。但又比第 348 条多了"汗出不止"，病情更危急，故直接断其"死"。"有阴无阳"是对这种状态的病机总结。

【延伸阅读】理论与临床实际应辨证联系：后世将《伤寒论》的阴阳病机（主要为"厥阴病篇"和"少阴病篇"内容）发挥补充，整理出了阴阳格拒、亡阴亡阳、戴阳等危证病机，《中医基础理论》教材为阴阳病机的集大成者。这些病机是抽象化以后的理想状态，便于初学者理解中医学理论。实际临床中的危证表现并不一定典型，可谓五花八门、千奇百怪，正如"厥阴病篇"一样。

347. 伤寒五六日，不结胸，腹濡，脉虚复厥者，不可下。此亡血，下之死。

新解：患者在伤寒 5～6 天时出现了四肢冷的厥逆症状。病程还很短，此时出现厥逆要先考虑有形之邪阻滞气机，而非考虑正气消耗使然，先要与结胸等进行鉴别，鉴别的方法就是切诊胸腹部。此患者腹是软的，除外实邪阻滞。脉是虚的，种种体征表明患者是因脱而厥之证（有效循环血量明显不足引起的休克），这就不能用下法，用了下法更伤津液，促其死亡。

【延伸阅读】腹部切诊法对危重患者的诊查非常重要：危重症的中医诊查方法，切诊腹部辨虚实，在 ICU 非常实用。朱进忠曾撰文《危急重症诊断时应抓什么》，提出了抓主诉、病因、腹诊、脉诊、二便、神志、汗、四肢冷热、舌象、斑疹十个方面。腹诊排第三位，朱进忠认为脾胃是气机升降的枢纽，也是后天之本，所以危急重症抓腹诊是至关重要的。从临床经验来看，如果不按腹就不能确定危急重症的虚实，并举例 36 岁女性患者，诊断为异位妊娠、肠梗阻、休克，前用输血、独参汤剂治疗，诸症不见改善，急邀朱进忠会诊。察其除肢厥，前额、耳壳、下颌厥冷如冰，神志不清，脉微欲绝外，并见其腹满大，胃脘部有明显的抵抗感及压痛。综合脉证，诊其为元气大衰，腑实夹瘀血证。乃拟人参大补元气，枳实、厚朴破气行滞，桃仁活血，牵牛子通下。次日即神志转清，血压由 40/20mmHg 升至 100/78mmHg。

348. 发热而厥，七日下利者，为难治。

新解：先发热而后厥，是热深厥深，只要把内热清了，气机闭阻打开了，就很容易治愈，此时通下法是很常用的。可惜这个患者，厥了 7 天以后，还出现了下利，就很难治了。下利，说明阳明没有内结，气机没有闭阻那么厉害，就不可能再"下之而愈"了，能下之而愈的厥逆，都是病情相对容易逆转的。此条是邪热太盛而休克，继而又出现了下利。

【延伸阅读】"漏底伤寒"是感染性疾病中的危重症：后世所说的"漏底伤寒"即特指本条所说的危重症，这种患者的感染灶可能在肠道，也可能不在肠道。何秀山对《通俗伤寒论》的"漏底伤寒"有精彩的按语："漏底伤寒，始见于《陶氏六书》，乃田野间俗名耳……凡病一起即下利，甚至洞泄不止，如俗称漏底者，虽由外感，必夹内伤，死证甚多，约计之则有六：①下利谵语，两目直视；②下利厥逆，烦躁不眠；③下利发热，厥逆自汗；④下利清谷，肢厥无脉，灸之不温，脉终不出；⑤下利一日十数行，脉反实；⑥下利脉弦，大热不止。此六者，虽对证施治，竭力挽救，效者甚鲜，不效者多。虽医圣如仲景《伤寒论》具在，善用其方者，亦未必方方奏效也。食古不化者，其亦深长思哉。"现在 ICU 会遇到一些老年人，感染导致发热，继而厥逆（休克），伴见下利，感染灶不详，最终血培养的菌往往提示肠道来源的阴性杆菌，这类患者即使使用高级抗菌药联合脏器支持治疗，仍然危险重重，与何秀山之论述高度吻合。

349. 伤寒脉促，手足厥逆，可灸之。

新解："脉促"换算成现在的脉搏，应在每分钟 140 次以上。曾读江南温病名家金子久高徒王和伯之《王和伯医案精选》，一位患者治疗后脉象之数疾已见缓和，此时对应的脉搏是 130 次每分钟。心率 140 次每分钟以上，基本不会再考虑是因热邪而引起的脉率加快，应先考虑循环不稳定，属于中医学所说之虚证，此处仲景说可以使用灸法。灸法是回阳固脱的重要方法，面对休克患者，既服用汤药，又使用艾灸，能提升疗效。

仲景的这一条，想必也是对"微数之脉，慎不可灸"的一个修正。

350. 伤寒脉滑而厥者，里有热，白虎汤主之。

新解：热深厥深，治疗要清里热。邪热未与有形燥屎相结，可用白虎汤清热；结实可用承气汤类；介于二者之间，可用二者之合方加减，如后世宣白承气汤一类。

351. 手足厥寒，脉细欲绝者，当归四逆汤主之。

新解：后世对此方亦绝少用于急性之厥逆病，我仅看到过魏长春的《魏长春临证经验集》中，多用此方救治急性感染患者的厥逆危证，但魏氏医案中的这些患者最终都死亡了。此方在急救领域的应用亟待拓展。目前更多是将此方用于慢性病，常见于女性患者，四季手足冰凉，脉细。

352. 若其人内有久寒者，宜当归四逆加吴茱萸生姜汤。

新解：此条补充论述上一条。"久寒"，是病史更长了，寒的症状以腹凉，或素来怕吃冷物为主要表现。

353. 大汗出，热不去，内拘急，四肢疼，又下利厥逆而恶寒者，四逆汤主之。

新解：患者是急性病症，已经出现了厥逆（休克）。汗出非常多，像水洗了一样，这种出汗的量损伤液体非常严重。更致命的是，患者还有下利，下利也是在损耗津液。因为损失津液过多，已经感觉到肌肉有拘急痉挛的征兆，四肢疼痛也与此有关。

　　汗出以后还是发热，如果不发热就放在"少阴病篇"了。这个时候要先救命留人，再说治病，用四逆汤温阳、固摄津液。先把这种津液不断外泄的状态阻断，再说下一步退热的问题。

　　患者用了四逆汤后有三种结局：①最理想的状态是，所有症状都治愈，发热也好了；②现实常有状态是，汗出、下利渐止，厥逆好转，发热变为突出症状（也是最可能的结局）；③一部分患者服用四逆汤后症状无缓解，最终死亡。

　　【延伸阅读】换一个角度理解"阴盛格阳"：许多注家都把此条"发热"解释为格阳发热，这从中医学角度来看，是没有错的。但是在现代 ICU 临床中，如果这样理解此条文，并不利于四逆汤的推广使用。"发热"从现代医学看，就是感染仍然存在，只是休克更为突出。现今治疗，可以配合静脉补液、补充电解质、纠正酸碱失衡，同时使用四逆汤，疗效会大幅度提升。

354. 大汗，若大下利，而厥冷者，四逆汤主之。

　　新解：这是对上一条的总结提炼。休克的治疗，一定越早越好，治的越晚，成活率越低。所以，仲景不顾其他兼证，强调要救人为先。只要患者存在大汗，或者大下利，而又出现了手足厥冷，先考虑失液太多，有效循环血量不足而引起的休克。这个时候一定要先用四逆汤阻断休克保命。

355. 病人手足厥冷，脉乍紧者，邪结在胸中，心下满而烦，饥不能食者，病在胸中，当须吐之，宜瓜蒂散。

　　新解：与第 324 条类似，因为有形实邪阻滞胃中，导致气机不能外达而致厥逆。这与虚证之厥的鉴别点在于"脉紧"（提示实证），"心下满烦饥不能食"（提示有积滞）。

356. 伤寒厥而心下悸，宜先治水，当服茯苓甘草汤，却治其厥；不尔，水

渍入胃，必作利也。

新解：厥证，是气机阻滞，阴阳气不相顺接。但阻在何处，因何而不相接，需要详细鉴别。

患者厥的同时还有"心下悸"，自己能感觉到"悸"（此为主诉症状），医生用手触诊剑突下也会感觉到"悸"（此为查体体征）。这种情况，先考虑水饮内停阻滞气机导致的阴阳气不相顺接而厥，所以先用茯苓甘草汤治水饮。也许治疗水饮后，厥就好了；如果治疗水饮后，厥仍不好，再想办法继续治疗。

如果不这么治，必然会引起下利。此处，下利与否并不重要，仲景提示的鉴别诊断方法和施治次序，是非常值得我们学习的。

357. 伤寒六七日，大下后，寸脉沉而迟，手足厥逆，下部脉不至，喉咽不利，唾脓血，泄利不止者，为难治，麻黄升麻汤主之。

新解：患者伤寒 1 周了，正气、津液等都受到了损耗。此时，又误用下法，而且用了特别峻猛的下法，腹泻次数增多，脱水严重，直接厥了，脉都变得短且沉了。这是低血容量休克。这个时候，如果病邪也衰减了，下利能自行停止，患者还是很容易治愈的。但这位患者病邪并没有衰减，仍有热邪，结在咽喉而使之不利，热毒盛而络损肉腐，出现唾脓血；同时下利也一直不停，津液在不断损耗。这就非常难治了。虽然难治，仲景还是推荐使用麻黄升麻汤尝试治疗。

【延伸阅读】麻黄升麻汤的应用：麻黄升麻汤是《伤寒论》里除了丸药乌梅丸，药物组成最复杂的汤剂，药物复杂的原因是病情复杂。近代津门医家邢锡波善用此方治疗猩红热。现代 ICU 常将此方用于老年肺炎患者，这类患者除了具有肺炎常见的"痰热""气阴两伤"特点，还兼有 ICU 治疗导致的"医源性病机"，如"饮邪"（补液治疗使然）、"中阳不足下利"（抗生素相关的菌群紊乱、腹泻），麻黄升麻汤将多法杂合一方，适宜于此类病机复杂的患者。我将方中药物拆解并编了简易方歌，便于理解记忆使用。

麻黄升麻（解毒透邪）汤，

归芍膏知芩玉冬（养阴解毒），

苓桂术甘姜（温中止利）。

358. 伤寒四五日，腹中痛，若转气下趣少腹者，此欲自利也。

新解： 此条论述浅显而直白，近于生活之常识。此条放置在厥阴病篇之意义，似是对厥阴病之早期预警。伤寒病在 4~5 天即有自下利之可能，这种情况很容易发展为厥阴病。

此条对现代临床偶尔还有指导意义。比如一位以"发热"4~5 天，伴随"腹痛"来急诊就诊的患者，当为病情而焦虑的患者，遇上尚缺乏经验的医生时，难免要围绕"急腹症"之鉴别，进行一阵手忙脚乱地辅助检查。其实通过查体，问症状，是感冒发热与要"自利"交错在了一起，还是急腹症引起了发热，就不难鉴别。二者的危急程度是有天壤之别的。

359. 伤寒本自寒下，医复吐下之，寒格更逆吐下，若食入口即吐，干姜黄芩黄连人参汤主之。

新解： 患者得了伤寒病，出现虚寒性的下利，医生误当成热性的下利，使用了苦寒的吐法和下法，误下之后下利更甚，误吐之胃气上逆而为呕吐，因而病情变得更加严重，饮食一入口就会诱发呕吐，推荐使用干姜黄芩黄连人参汤治疗。

《伤寒论》中所述之呕吐各不相同，如第 74 条五苓散所治为"水入口则吐"，此条为"食入口即吐"，而第 243 条吴茱萸汤所治为"食谷欲呕"，是一种"恶心"症状，而不像本条所述东西吃入口中即诱发呕吐，吐出胃液。详细区分各症状之差异，方能提升临床治病疗效。

360. 下利，有微热而渴，脉弱者，今自愈。

361. 下利，脉数，有微热汗出，今自愈，设复紧，为未解。

362. 下利，手足厥冷，无脉者，灸之，不温，若脉不还，反微喘者死；少阴负趺阳者为顺也。

363. 下利，寸脉反浮数，尺中自涩者，必清脓血。

新解：第360～363条，均是通过脉诊，对下利进行鉴别诊断，进而判断预后。

第360、361条是比较温和的感染性腹泻，可以自愈，将要自愈的表现：脉变得不那么实，虚一些，和缓一些了；患者知道渴，能饮水补充津液了；微热汗出，荣卫、津液调和了。

第362条是因下利导致了休克，各种下利，只要失水过多，均会出现休克。

第363条是比较严重的感染性腹泻，比如痢疾一类。可参考第365条注解。

364. 下利清谷，不可攻表，汗出必胀满。

新解：下利泻出来的是不消化的食物，这是脾胃阳气不足，不能腐熟，不能固摄的下利。发汗法既伤阴津，也伤阳气。这个阳气不足的患者，用发汗法会以伤阳为突出表现，发汗后脾胃阳气更虚，所以必胀满。

365. 下利，脉沉弦者，下重也；脉大者，为未止；脉微弱数者，为欲自止，虽发热，不死。

新解：下利，是一个症状，可以见于很多病，需要鉴别诊断。在仲景当时只能通过临床症状鉴别，此处是通过诊脉鉴别。①脉沉弦，多伴有肛门坠重，可能是痢疾一类的下利；②不管是痢疾，还是其他的感染性腹泻，脉大说明邪气未衰，下利一时半会也不会停止；③如果泻了几天后，脉变得微弱而略数，是邪气已衰（又没有手足厥冷等休克表现），大概要好转了。不泻了，即使有点发热也不是死证。

366. 下利，脉沉而迟，其人面少赤，身有微热，下利清谷者，必郁冒，汗出而解，病人必微厥，所以然者，其面戴阳，下虚故也。

新解：面赤而身有微热，说明还有阳气，所以能自愈。"下利清谷"的一般都不是感染性腹泻，而是阳气不能固摄之腹泻（俗称消化不良），相对好治一些。仲景将此描述为"戴阳"，后世医家在引申阴阳病机时，将"戴阳"视为危症，但此处并非危症。

367. 下利，脉数而渴者，今自愈；设不差，必清脓血，以有热故也。

新解： 此条所述为两种不同的疾病，自愈的是病情较温和的感染性腹泻（可参看第 329 条解说），后半句便脓血的是痢疾一类的感染性腹泻，病情重一些。

【延伸阅读】关于"差"的读音："差"，学过医古文的都知道是"瘥"的通假字，但是在很多地域至今仍保留着对于病情好转的方言描述——"差点了"，此处人们读 chà。所以，"差"一定是读 chài 吗？不见得。

368. 下利后脉绝，手足厥冷，晬时脉还，手足温者生，脉不还者死。

新解： 此条所说的患者，在严重下利后，直接就"脉绝"了，手足都凉了，患者自然也丧失了意识，看上去像死了一样。但是过了 24 小时，患者自己缓过来了。这是因为患者因严重下利，有效循环血量骤减，出现严重的低血容量休克，对壮年人脏器功能储备良好者，下利止后机体能自我调节促进恢复，故"晬时脉还"，重现生机。

【延伸阅读】古代为什么那么多"起死回生"的故事：我们总是听说古代名医"起死回生"的故事，并会形成古代的医生比现在高明得多的错觉。古代"起死回生"的本质，是患者还没有死，只是非医学专业的旁人（或者医学水平不是特别高超的医生），看着患者"像是死了"。这是古代医疗水平低下，尤其是普通大众医药诊断常识匮乏的表现。这 24 小时之间，没有人去请医生诊治（可能家属已经因感染相同的瘟疫病故，或者家属认为患者已经没有救治的希望了），也没有人把患者当成死人埋葬（瘟疫流行期间，阖门绝户，并不罕见）。但凡这 24 小时内，有医生给他治疗了，就有可能上演"起死回生"故事。扁鹊所说很公允："越人非能起死人耳，此其自当生者，越人能使之起耳。"此条所描述的疾病状态，后世医家起了个名字——尸厥，就像死尸一样，但实际是厥证，还有救活的可能。

369.伤寒下利，日十余行，脉反实者死。

新解：患者起病时有发热恶寒无汗等症状（感染的前驱症状），所以诊断为伤寒病，但突出的症状很快变为腹泻，这明显是感染性腹泻，而且是邪气非常炽盛之感染，像是严重的痢疾一类，否则泻这么多，脉早就虚了。患者的脉是实的，这是邪气非常炽盛的表现，是必死之症。在没有抗生素的年代，因为细菌性痢疾而死亡是很常见的一件事情，折戟于菌痢之名医数不胜数。

370.下利清谷，里寒外热，汗出而厥者，通脉四逆汤主之。

新解：患者是阳气不固之下利，所以泻下的是不消化食物，因为下利过度，已经出现休克，出冷汗、肢体厥冷。虽然还有发热症状，但考虑热是假热，不是感染的表现。推荐使用通脉四逆汤急救。

371.热利下重者，白头翁汤主之。

新解：下利是一个症状，可以见于很多病，需要鉴别诊断。在仲景当时只能通过临床症状鉴别。此处是通过排便的自觉"灼热"症状，知其为热利，又通过肛门坠重症状，判断其属于痢疾一类的感染性腹泻，推荐使用白头翁汤。

372.下利腹胀满，身体疼痛者，先温其里，乃攻其表。温里宜四逆汤，攻表宜桂枝汤。

新解：此处之下利，是脾之阳气虚，不能固摄之下利，脾虚不能运化，所以还伴有腹胀满。这并非感染性的下利，故用四逆汤温脾阳，待阳气恢复，利止胀消，再用桂枝汤治疗身疼痛。

373.下利欲饮水者，以有热故也，白头翁汤主之。

新解：下利是一个症状，可以见于很多病，需要鉴别诊断。在仲景当时只能通过临床症状鉴别，此处是通过"欲饮水"判断热毒较重，高度怀疑属于痢疾一类病情比较重的感染性腹泻，推荐使用白头翁汤。可与第371条一起学习。

374. 下利谵语者，有燥屎也，宜小承气汤。

新解：此处的下利其实是痢疾一类的，尤其是中毒性痢疾，热毒炽盛，会伴见谵语，仲景推荐使用小承气汤通下泄热。"痢疾不怕当头泻"，大概源于此。需注意，此条所说之"燥屎"只为解释谵语，并非真有干结坚硬之粪便存在肠道。

375. 下利后更烦，按之心下濡者，为虚烦也，宜栀子豉汤。

新解：利已止而烦未除，烦的程度较前加剧。此时要通过按压腹部进行鉴别诊断，如果按压腹部满痛，则还有积滞邪热未去，而此条按压腹软，是无形之热，故诊断为"虚烦"。这是要自愈还未痊愈之状态，属于后遗症状，推荐栀子豉汤。栀子豉汤是治疗无形热邪内郁的专方，不论下后还是吐后，吐下已止，但虚烦不止者，均推荐此方。

376. 呕家有痈脓者，不可治呕，脓尽自愈。

新解：将脓液呕吐而出，是引流感染病灶的关键方法，所以不可治呕。脓肿患者容易出现寒战高热反复的症状，类似于厥阴病之厥热往复，此条出现在厥阴病篇当与此有关。

377. 呕而脉弱，小便复利，身有微热，见厥者，难治，四逆汤主之。

新解：从条文所述症状，患者并非危重症状态。"难治"不等于"死证"。如果只是"呕而脉弱，小便复利，身有微热"，并不一定难治，一旦合并"厥"即手足逆冷，便是难治之证。

【延伸阅读】将中医学对危重症预后的判断法引入 ICU 临床可补现代医学之不足：手足厥冷先考虑到现代医学的"休克"，这是危重状态，患者还会因"呕"而无法摄入水液补充血容量，就比较危险。但患者"小便利"说明还未到休克状态，血容量还未严重匮乏，因此从现代医学 ICU 角度来看，还不是危重症，患者不会立刻死亡，故不属于"死证"。若从中医学角度来看，患者是阳气虚弱明显，阳气不能推动气血故脉弱，阳气不能温煦手足故厥冷，阳气不能固摄温化水液故小便利，阳气有外越之势故身有微热，这些症状都在提示患者下一步会出现亡阳。此时如果使用四逆汤温阳，或许能有所改观，但治疗难度比较大。此条所述，其实是中医学角度的疾病预后判断，在 ICU 临床中可补现代医学判断之不足。

378. 干呕，吐涎沫，头痛者，吴茱萸汤主之。

新解：此条应与第 309 条结合来看，否则难以解释此条为何出现在厥阴病篇。也有一种可能，此处吴茱萸汤所主治的病症，是厥阴病恢复期的症状。

379. 呕而发热者，小柴胡汤主之。

新解：此条可看作厥阴病恢复期之治疗，与第 378 条吴茱萸汤有寒热之别，吴茱萸汤所治为寒呕无发热，小柴胡汤所治为呕吐伴发热。此条对临床使用小柴胡汤，具有很强的指导意义。

380. 伤寒大吐大下之，极虚，复极汗者，其人外气怫郁，复与之水，以发其汗，因得哕。所以然者，胃中寒冷故也。

新解：可与第 89 条参看。汗吐下既伤阴津，也伤阳气，此处是阳气损伤突出，导致胃中冷。

381. 伤寒哕而腹满，视其前后，知何部不利，利之即愈。

新解：通便以止呃逆，常可见到相关医案。而利尿以止呃逆，闻所未闻。

【延伸阅读】厥阴病篇到底有多少条文：对于第 380、381 条为何置于"厥阴病篇"难以理解。有一种说法，"厥阴病篇"原本只有 4 条，即第 326～329 条，在"厥阴病篇"后还有一篇"厥利呕哕病篇"，如《伤寒论》的另一种版本《金匮玉函经》即保留此种排列。钱超尘先生亦赞同此种排列。钱超尘先生指出，宋林亿校正本《伤寒论》，在厥阴病篇名下有"厥利呕哕附"一行小字，自成无己《注解伤寒论》起便将此行小字遗漏。如此排列，确实可以使"厥阴病篇"脱却"千古疑难"之局，但《伤寒论》体系之完整性，及其在危重症救治中的指导意义，则会迅速降低。因为这种排列，将使重症感染性疾病中常见的"热深厥深"状态（即感染性休克，现在 ICU 统称为脓毒症休克）排除在了"六经病"体系之外。因此，我比较赞成现在通行的宋版《伤寒论》"厥阴病篇"的排列内容。

辨霍乱病脉证并治

现在所言"霍乱"特指一种以腹泻、呕吐为特征的"甲类"传染病，临床表现非常典型，很容易与其他发热性的传染病鉴别（但现在散发的霍乱病例，或霍乱带菌而未发病者，表现已不再典型），因此，仲景将霍乱病专列一篇。仲景想描述的也是"甲类"传染病霍乱，但不可避免地混杂了其他相似疾病。霍乱虽独立成篇，但其治疗仍可参考少阴病、太阴病、厥阴病之治疗，因此"霍乱病"放置于六经病之后，辨治思路和方药仍延续六经病之法。

382. 问曰：病有霍乱者何？答曰：呕吐而利，此名霍乱。

新解： 此条从临床症状制订了霍乱的诊断标准，这已是古代非常先进的诊断方法了。但按此标准诊断，不可避免地会夹杂入非霍乱弧菌引起的疾病，如同样以下利和呕吐为主要表现的急性胃肠炎。

两类疾病症状相似，病机也多有重合，只是剧烈程度不同。在人类了解霍乱弧菌之前，将两类疾病混在一起论治，也无不可。

383. 问曰：病发热头痛，身疼恶寒，吐利者，此属何病？答曰：此名霍乱。霍乱自吐下，又利止，复更发热也。

新解： 霍乱弧菌导致的下利呕吐，不会出现发热。但是霍乱病可能伴随感冒（伤寒），是会出现发热的（第384条即论述霍乱与伤寒并病）。如果这个患者有霍乱流行病学史，确实可先考虑诊断霍乱，若无流行病学史，更像是急性胃肠炎。

384. 伤寒，其脉微涩者，本是霍乱，今是伤寒，却四五日，至阴经上，转入阴必利，本呕下利者，不可治也。欲似大便，而反失气，仍不利者，属阳明也，便必鞕，十三日愈，所以然者，经尽故也。下利后当便鞕，鞕则能食者愈，今反不能食，到后经中，颇能食，复过一经能食，过之一日当愈，不愈者，不属阳明也。

新解：患者是患霍乱不久，又罹患了伤寒，属于并病。这个条文看着比较复杂，其实有三层意思。

一是霍乱痊愈后患伤寒，早期即出现阴经病。伤寒病 4～5 天后，患者就出现了呕吐、下利的阴经症状（这是因为患者刚罹患霍乱痊愈不久，脾胃还很虚弱，故伤寒发病早期即出现像太阴病、少阴病一样的阴经病表现）。

二是霍乱未愈患伤寒。如果患者本来就（霍乱未愈）有呕吐、下利症状，又罹患伤寒，很难救活。

三是霍乱痊愈后患伤寒，短暂出现阴经病后又转阳明病。如果患者下利了几次之后，不再下利，虽然有便意，但只是排气（没有排便），更没有继续下利，这是要转属阳明病一类的，大便一定会自己变硬的，且食欲也会恢复，能吃饭。这种情况，一般 13 天病能好。因为伤寒病自然病程也就 13 天左右。

如果 13 天后，还没有好，那就不是阳明病了。

385.恶寒脉微而复利，利止亡血也，四逆加人参汤主之。

新解：霍乱之下利非常剧烈，几小时之内即可脱水，继而有效循环血量严重不足。所以"利止亡血"，在真性霍乱病中，是非常常见的状态。仲景推荐四逆加人参汤。如果没有补液支持治疗，如此状态下，单纯使用此方，成活率也不会太高。

386.霍乱，头痛发热，身疼痛，热多欲饮水者，五苓散主之；寒多不用水者，理中丸主之。

新解：霍乱患者"欲饮水"，还有生机，患者会自行饮水，可以补充津液，使用五苓散之目的，既能治疗头痛、发热、身疼痛这些太阳经的症状，又能促进所饮用的水的消化吸收代谢。没有喝水欲望的患者，是危险的，用理中丸温脾胃，使其有饮水欲望，促进喝水，补充津液。霍乱的治疗，想方设法让患者喝水并确保其吸收是关键。

【延伸阅读】制作丸药备用：仲景在此条下，记载了理中丸的制备，在救治时将丸药直接煮化变成汤药使用。在汉代时，大家族已有预先制作丸药以备不时之需的习惯，如东汉崔寔的《四民月令校注》记载了五月初制作丸药："是月五日，可作酢。合止利黄连丸、霍乱丸。"

387.吐利止，而身痛不休者，当消息和解其外，宜桂枝汤小和之。

新解：这是霍乱痊愈后针对后遗症状的处理，是一种对症治疗。身痛不休，病变部位在太阳经，即用治太阳病的方对症治疗。

388.吐利汗出，发热恶寒，四肢拘急，手足厥冷者，四逆汤主之。

新解：患者损伤津液严重，通过吐、利、汗三种途径消耗津液，随着津液散失还有人体热量的丢失。四肢肌肉已经因为缺乏津液滋养而出现"拘急"，有效循环血量不足而导致休克，所以手足已经厥冷了。这个时候是危急状态，推荐用四逆汤温阳固摄。至于"发热恶寒"这个太阳病表现，已经不在眼下考虑范畴。

389.既吐且利，小便复利，而大汗出，下利清谷，内寒外热，脉微欲绝者，四逆汤主之。

新解：原理同第388条，不再赘述。

390.吐已下断，汗出而厥，四肢拘急不解，脉微欲绝者，通脉四逆加猪胆汤主之。

新解：此为第385条进一步进展的结果，脉象已由第385条之"微"而变为"欲绝"，用药要更加果断，大剂温阳，同时又要防止阳气得暴温而外脱，故反佐以猪胆汁、人尿。

391.吐利发汗，脉平，小烦者，以新虚不胜谷气故也。

新解：患者经历了呕吐、下利、发汗（也可以指经历了汗、下、吐法治疗），目前症状已经消失，脉象也很正常，这（不是第385条所说的"利止亡血"）是病要痊愈了，患者出现的轻微烦躁症状（不是第344条所说得"躁不得卧者"的死证）是病刚好，脾胃还比较虚弱，还不能快速消化所摄入的食物，因此产生的一些热象。

辨阴阳易差后劳复病脉证并治

　　此篇将感染性疾病、传染病痊愈后恢复期的一些问题统一进行了论述，虽然条文不多，但已揭示了恢复期常见的几种问题，如：①余邪未尽而复燃，常见因饮食不当而复发（食复）、因房劳而复发（劳复）；②后遗的继发症状（如新型冠状病毒病继发肺纤维化）；③病后的一般虚弱症状。开后世治疗外感疾病康复期论治之先河。

　　以新型冠状病毒病为例，在病毒清除之后（核酸检测两次均阴性、肺CT吸收、临床症状消失），患者达到治愈标准，即可视为进入"恢复期"。少数患者会存在核酸检测复阳，此为余邪留恋；重症和危重症患者因肺损伤较重，遗留了肺纤维化、呼吸功能受损，此为继发肺痹；部分患者有病后虚弱症状，表现为乏力、气短、活动量下降、食欲不振、心情抑郁，此为病后的一般虚弱症状，需要医疗干预帮助患者康复。

　　392.伤寒阴阳易之为病，其人身体重，少气，少腹里急，或引阴中拘挛，热上冲胸，头重不欲举，眼中生花，膝胫拘急者，烧裈散主之。

　　新解："阴阳易"是何病，历来有争议。后世很少论及阴阳易具体是何种病，多在外感病恢复期因房劳导致病情反复时，引用此条文及方药。后世发现很多通过性传播的疾病属于阴阳易，但这些性传播疾病中，很少有与此条症状吻合者，所以"阴阳易"到底是什么病，难以定论。

　　393.大病差后劳复者，枳实栀子汤主之。

　　新解：患者因过于劳累而使疾病复发，邪热复燃其势轻微，所以用栀子豉汤这种比较轻灵的清热宣透邪气之药，患者可能还夹有饮食积滞，所以加用了三枚枳实。煎药用水也有讲究，此处使用浓缩后的清浆水，既有一定的营养，又能助消化。

　　394.伤寒差以后，更发热者，小柴胡汤主之。脉浮者，以汗解之，脉沉实者，

以下解之。

新解：患者伤寒病好转后，在无明确诱因的情况下，疾病复发了，再次出现发热症状。患者之前因疾病消耗已经"血弱气尽腠理开"，所以针对这种情况，治疗应考虑到扶正透邪，推荐使用小柴胡汤。但也有部分患者表现为典型的"表证"脉浮，则要使用汗法；部分患者表现为典型的"里实证"脉沉实，则要使用下法。

395. 大病差后，从腰以下有水气者，牡蛎泽泻散主之。

新解：患者痊愈后，身体还没有复原，表现为水肿，予以牡蛎泽泻散利尿。感染性疾病很容易导致肾功能受损，而出现尿少、水肿，部分患者检查会发现肌酐升高。而此条论述之患者，肾损伤不会太严重，因严重的肾损伤会导致酸碱、电解质失衡而危及生命。此处肾损伤是处于恢复期，牡蛎泽泻散之意义，约等于今日之速尿片，患者最终的痊愈，还是得靠正气恢复。如果始终未能恢复，便非利尿剂所能解决。此方中有海藻，不知现在肾病所用之海昆肾喜胶囊（主药为海藻、昆布）的研发灵感是否由此方而来。

396. 大病差后，喜唾，久不了了，胸上有寒，当以丸药温之，宜理中丸。

新解：患者痊愈后，身体还没有复原，表现为口水多，且过了很长时间也没有好。这个症状看似不重，但很困扰患者。张仲景推荐理中丸。后世有许多医家重复过此治疗，有许多效验医案流传。

【延伸阅读】理中丸治不好的"久唾"：我在学校随老师出诊时，遇到一位老者即受此症困扰，四处求医，在其子陪同下就诊，其子持痰盂，老者时时即唾口水痰涎，用了很多方法，稍有缓解，但都没有彻底治愈。此处张仲景推荐用理中丸温脾胃治疗。

397. 伤寒解后，虚羸少气，气逆欲吐者，竹叶石膏汤主之。

新解：患者痊愈后，身体还没有复原，表现为虚弱，觉得气不够用，而且经常有恶心想吐的感觉，食欲自然也不好。治疗既要补虚调理脾胃，又不能使之服药后出现上火烦热等不适症状，推荐用竹叶石膏汤。

【延伸阅读】虚不受补：后世民间有"虚不受补"的说法，其实，只要医生用药丝丝入扣，便不会有此问题，所谓"虚不受补"者，乃不善补者之托词。如仲景本方既有人参、麦冬之补，又有石膏、竹叶之清，复有半夏少许止呕，粳米半斤和胃，诚善于用补之典范。

398. 病人脉已解，而日暮微烦，以病新差，人强与谷，脾胃气尚弱，不能消谷，故令微烦，损谷则愈。

新解：此条与第391条论述的是同一种现象。这里提示，康复期一定不要操之过急，饮食营养的补给，以患者的需要为准。

【延伸阅读】ICU与过度医疗：勿师心自用。在ICU非常容易出现这种治疗误差，不能客观评估患者之个体化需求，而以医生的"理想"来治疗患者，治疗之手段愈多，技术愈先进，则过度医疗愈突出。ICU正是治疗手段最丰富、技术最先进之临床科室，操此业者应时刻警醒自己，勿陷入过度医疗。

附录: 伤寒方剂原文

✿ 十枣汤

芫花熬 甘遂 大戟 大枣十枚

上三味等分，各别捣为散，以水一升半，先煮大枣肥者十枚，取八合，去滓，内药末，强人服一钱匕，羸人服半钱，温服之，平旦服。若下少，病不除者，明日更服，加半钱，得快下利后，糜粥自养。

✿ 干姜附子汤

干姜一两 附子一枚，生用，去皮，切八片

上二味，以水三升，煮取一升，去滓，顿服。

干姜黄连黄芩人参汤

干姜 黄连 黄芩 人参各三两

上四味，以水六升，煮取二升，去滓，分温再服。

✿ 大青龙汤

麻黄六两，去节 桂枝二两，去皮 甘草二两，炙 杏仁四十个，去皮尖 生姜三两，切 大枣十枚，擘 石膏如鸡子大，碎

上七味，以水九升，先煮麻黄，减二升，去上沫，内诸药，煮取三升，去滓，温服一升，取微似汗。汗出多者，温粉扑之。一服汗者，停后服。若复服，汗多亡阳遂虚，恶风烦躁，不得眠也。

✿ 大承气汤

大黄四两，酒洗 厚朴半斤，炙，去皮 枳实五枚，炙 芒硝三合

上四味，以水一斗，先煮二物，取五升，去滓，内大黄，更煮取二升，去滓，

内芒硝，更上微火一两沸，分温再服，得下，余勿服。

🏵 大柴胡汤

柴胡半斤 黄芩三两 芍药三两 半夏半升，洗 生姜五两，切 枳实四枚，炙 大枣十二枚，擘 大黄二两

上八味，以水一斗二升，煮取六升，去滓再煎，温服一升，日三服。一方用大黄二两。若不加大黄，恐不为大柴胡汤也。

🏵 大陷胸丸

大黄半斤 葶苈半升熬 芒硝半升 杏仁半升去皮尖，熬黑

上四味，捣筛二味，内杏仁芒硝，合研如脂，和散，取如弹丸一枚，别捣甘遂末一钱匕，白蜜二合，水二升，煮取一升，温顿服之，一宿乃下，如不下更服，取下为效，禁如药法。

🏵 大陷胸汤

大黄六两，去皮 芒硝一升 甘遂一钱匕

上三味，以水六升，先煮大黄取二升，去滓，内芒硝，煮一两沸，内甘遂末，温服一升，得快利止后服。

🏵 大黄黄连泻心汤

大黄二两 黄连一两

上二味，以麻沸汤二升渍之，须臾绞去滓，分温再服。臣亿等看详：大黄黄连泻心汤，诸本皆二味,．又后附子泻心汤，用大黄、黄连、黄芩、附子，恐是前方中亦有黄芩，后但加附子也，故后云附子泻心汤。本云加附子也。

🏵 小青龙汤

麻黄去节 芍药 细辛 干姜 甘草炙 桂枝各三两，去皮 五味子半升 半夏半升，洗

上八味，以水一斗，先煮麻黄，减二升，去上沫，内诸药，煮取三升，去滓，温服一升。若渴，去半夏，加瓜蒌根三两；若微利，去麻黄，加荛花，如一鸡子，熬令赤色；若噎者，去麻黄，加附子一枚，炮；若小便不利，少腹满者，去麻黄，加茯苓四两；若喘，去麻黄，加杏仁半升，去皮尖。且荛花不治利，麻黄主喘，今此语反之，疑非仲景意。臣亿等谨按：小青龙汤大要治水。又按《本草》，荛花下十二水，若水去，利则止也。又按《千金》，形肿者应内麻黄，乃内杏仁者，以麻黄发其阳故也。以此证之，岂非仲景意也。

🌸 小建中汤

桂枝三两，去皮 甘草三两，炙 大枣十二枚，擘 芍药六两 生姜三两，切 胶饴一升

上六味，以水七升，煮取三升，去滓，内饴，更上微火消解，温服一升，日三服。呕家不可用建中汤，以甜故也。

🌸 小承气汤

大黄四两 厚朴二两，炙 枳实三枚大者，炙

以上三味，以水四升，煮取一升二合，去滓，分温二服。初服汤，当更衣，不尔者，尽饮之；若更衣者，勿服之。

🌸 小柴胡汤

柴胡半斤 黄芩 人参 甘草炙 生姜各三两，切 大枣十二枚，擘 半夏半升，洗

上七味，以水一斗二升，煮取六升，去滓，再煎取三升，温服一升，日三服。若胸中烦而不呕者，去半夏、人参，加瓜蒌实一枚；若渴，去半夏，加人参，合前成四两半，瓜蒌根四两；若腹中痛者，去黄芩，加芍药三两；若胁下痞硬，去大枣，加牡蛎四两；若心下悸，小便不利者，去黄芩，加茯苓四两；若不渴，外有微热者，去人参，加桂三两，温覆微汗愈；若咳者，去人参、大枣、生姜，加五味子半升，干姜二两。

🌸 小陷胸汤

黄连一两 半夏半升，洗 瓜蒌实大者一枚

上三味，以水六升，先煮瓜蒌，取三升，去滓，内诸药，煮取二升，去滓，分温三服。

🌸 五苓散

猪苓十八铢，去皮 泽泻一两六铢半 茯苓十八铢 桂枝半两 白术十八铢

上五味，捣为散，以白饮和服方寸匕，日三服，多饮暖水，汗出愈。如法将息。

🌸 乌梅丸

乌梅三百枚 细辛六两 干姜十两 黄连十六两 当归四两 附子六两炮，去皮 蜀椒四两，出汗 桂枝去皮 人参六两 黄柏六两

上十味，异捣筛，合治之，以苦酒渍乌梅一宿，去核，蒸之五斗米下，饭熟捣成泥，和药令相得，内臼中，与蜜杵二千下，丸如梧桐子大，先食饮服十丸，日三服，稍加至二十丸，禁生冷滑物臭食等。

🌸 文蛤散

文蛤五两

上一味为散，以沸汤和一钱匕服，汤用五合。

🌸 去桂加白术汤

附子三枚，炮，去皮，破 白术四两 生姜三两，切 甘草二两，炙 大枣十二枚，擘

上五味，以水六升，煮取二升，去滓，分温三服。初一服，其人身如痹，半日许复服之，三服都尽，其人如冒状，勿怪，此以附子、术，并走皮内，逐水气未得除，故使之耳。法当加桂四两，此本一方二法，以大便坚，小便自利，去桂也；以大便不硬，小便不利，当加桂，附子三枚恐多也，虚弱家及产妇，宜减服之。

❀ 甘草干姜汤

甘草四两，炙　干姜二两

上二味，以水三升，煮取一升五合，去滓，分温再服。

❀ 甘草汤

甘草二两

上一味，以水三升，煮取一升半，去滓，温服七合，日二服。

❀ 甘草附子汤

甘草二两，炙　附子二枚，炮，去皮，破　白术二两　桂枝四两，去皮

上四味，以水六升，煮取三升，去滓，温服一升，日三服。初服得微汗则解，能食，汗出复烦者，将服五合，恐一升多者，宜服六七合为始。

❀ 甘草泻心汤

甘草四两，炙　黄芩三两　干姜三两　半夏半升，洗　大枣十二枚，擘　黄连一两

上六味，以水一斗，煮取六升，去滓，再煎取三升，温服一升，日三服。臣亿等谨按：上生姜泻心汤法，本云理中人参黄芩汤，今详泻心汤以疗痞，痞气因发阴而生，是半夏、生姜、甘草泻心三方，皆本于理中也，其方必各有人参，今甘草泻心中无者，脱落之也。又按《千金》并《外台秘要》治伤寒慝食用此方，皆有人参，知脱落无疑。

❀ 四逆加人参汤

甘草二两，炙　附子一枚，生，去皮，破八片　干姜一两半　人参一两

上四味，以水三升，煮取一升二合，去滓，分温再服。

❀ 四逆汤

甘草二两，炙　干姜一两半　附子一枚，生用，去皮，破八片

上三味，以水三升，煮取一升二合，去滓，分温再服。强人可大附子一枚，干姜三两。

❀ 四逆散

甘草_炙 枳实_{破，水渍，炙干} 柴胡 芍药

上四味，各十分，捣筛，白饮和服方寸匕，日三服。咳者，加五味子、干姜各五分，并主下利；悸者，加桂枝五分；小便不利者，加茯苓五分；腹中痛者，加附子一枚，炮令坼；泄利下重者，先以水五升煮薤白三升。煮取三升，去滓，以散三方寸匕内汤中，煮取一升半，分温再服。

❀ 生姜泻心汤

生姜_{四两，切} 甘草_{三两，炙} 人参_{三两} 干姜_{一两} 黄芩_{三两} 半夏_{半升，洗} 黄连_{一两} 大枣_{十二枚，擘}

上八味，以水一斗，煮取六升，去滓，再煎取三升，温服一升，日三服。附子泻心汤，本云加附子。半夏泻心汤、甘草泻心汤，同体别名耳。生姜泻心汤，本云理中人参黄芩汤，去桂枝、术，加黄连并泻肝法。

❀ 白头翁汤

白头翁_{二两} 黄柏_{三两} 黄连_{三两} 秦皮_{三两}

上四味，以水七升，煮取二升，去滓，温服一升，不愈，更服一升。

❀ 白虎加人参汤

知母_{六两} 石膏_{一斤，碎，绵裹} 甘草_{二两，炙} 粳米_{六合} 人参_{三两}

上四味，以水一斗，煮米熟汤成，去滓，温服一升，日三服。

❀ 白虎汤

知母_{六两} 石膏_{一斤碎} 甘草_{二两} 粳米_{六合}

上四味，以水一斗，煮米熟，汤成去滓，温服一升，日三服。臣亿等谨按：前篇云，

热结在里，表里俱热者，白虎汤主之。又云其表不解，不可与白虎汤。此云脉浮滑，表有热，里有寒也，必表里字差矣。又阳明一证云，脉浮迟，表热里寒，四逆汤主之。又少阴一证云，里寒外热，通脉四逆汤主之，以此表里自差明矣。《千金翼》云白通汤，非也。

❀ 白通加猪胆汁方

葱白四茎　干姜一两　附子一枚，生，去皮，破八片　人尿五合　猪胆汁一合

以上三味，以水三升，煮取一升，去滓，内胆汁、人尿，和令相得，分温再服，若无胆，亦可用。

❀ 白通汤

葱白四茎　干姜一两　附子一枚，生，去皮，破八片

上三味，以水三升，煮取一升，去滓，分温再服。

❀ 白散

桔梗三分　巴豆一分，去皮心，熬黑研如脂　贝母三分

上三味为末，内巴豆，更于臼中杵之，以白饮和服，强人半钱匕，羸者减之。病在膈上必吐，在膈下必利，不利，进热粥一杯，利过不止，进冷粥一杯。身热皮粟不解，欲引衣自覆，若水以潠之、洗之，益令热却不得出，当汗而不汗则烦。假令汗出已，腹中痛，与芍药三两如上法。

❀ 瓜蒂散

瓜蒂一分，熬黄　赤小豆一分

上二味，各别捣筛，为散已，合治之，取一钱匕，以香豉一合，用热汤七合，煮作稀糜，去滓，取汁和散，温顿服之。不吐者，少少加，得快吐乃止。诸亡血虚家，不可与瓜蒂散。

半夏泻心汤

半夏_{半升，洗} 黄芩 干姜 人参 甘草_炙，各三两 黄连一两 大枣_{十二枚，擘}

上七味，以水一斗，煮取六升，去滓，再煎取三升，温服一升，日三服。

半夏散及汤

半夏_洗 桂枝_{去皮} 甘草_炙

上三味，等分，各别捣筛已，合治之，白饮和服方寸匕，日三服。若不能散服者，以水一升，煎七沸，内散两方寸匕，更煎三沸，下火，令小冷，少少咽之。半夏有毒，不当散服。

芍药甘草汤

白芍药_{四两} 甘草_{四两，炙}

上二味，以水三升，煮取一升五合，去滓，分温再服之。

芍药甘草附子汤

芍药_{三两} 甘草_{三两，炙} 附子一枚，炮，去皮，破八片

上三味，以水五升，煮取一升五合，去滓，分温服。疑非仲景意方。

当归四逆加吴茱萸生姜汤

当归_{三两} 芍药_{三两} 甘草_{二两，炙} 通草_{二两} 桂枝_{三两，去皮} 细辛_{三两} 生姜_{半斤，切} 吴茱萸_{二升} 大枣_{二十五枚，擘}

上九味，以水六升，清酒六升，和煮取五升，去滓，温分五服。一方，水酒各四升。

当归四逆汤

当归_{三两} 桂枝_{三两，去皮} 芍药_{三两} 细辛_{三两} 甘草_{二两，炙} 通草_{二两} 大枣_{二十五枚，擘}

上七味，以水八升，煮取三升，去滓，温服一升，日三服。

🏵 竹叶石膏汤

竹叶二把　石膏一斤　半夏半升，洗　麦门冬一升，去心　人参二两　甘草二两，炙　粳米半斤

上七味，以水一斗，煮取六升，去滓，内粳米，煮米熟，汤成去米，温服一升，日三服。

🏵 赤石脂禹余粮汤

赤石脂一斤，碎　禹余粮一斤，碎

以上二味，以水六升，煮取二升，去滓，三服。

🏵 吴茱萸汤

吴茱萸一升，洗　人参三两　生姜六两，切　大枣十二枚，擘

上四味，以水七升，煮取二升，去滓，温服七合，日三服。

🏵 牡蛎泽泻散

牡蛎熬　泽泻　蜀漆暖水洗，去腥　葶苈子熬　商陆根熬　海藻洗，去咸　瓜蒌根各等分

上七味，异捣，下筛为散，更入臼中治之，白饮和服方寸匕。小便利，止后服，日三服。

🏵 附子汤

附子二枚，炮，去皮，破八片　茯苓三两　人参二两　白术四两　芍药三两

上五味，以水八升，煮取三升，去滓，温服一升，日三服。

🏵 附子泻心汤

大黄二两　黄连一两　黄芩一两　附子一枚炮，去皮，破，别煮取汁

上四味，切三味，以麻沸汤二升渍之，须臾，绞去滓，内附子汁，分温再服。

❀ 抵当丸

水蛭二十个，熬　虻虫二十五，去翅足，熬　桃仁二十个，去皮尖　大黄三两

上四味，捣分四丸，以水一升，煮一丸，取七合服之，晬时当下血，若不下者更服。

❀ 抵当汤

水蛭　虻虫各三十个去翅足，熬　桃仁二十个，去皮尖　大黄三两，酒洗

上四味，以水五升，煮取三升，去滓，温服一升。不下，更服。

❀ 苦酒汤

半夏十四枚，洗，破，如枣核　鸡子一枚，去黄，内上苦酒，着鸡子壳中

上二味，内半夏，着苦酒中，以鸡子壳置刀环中，安火上，令三沸，去滓，少少含咽之，不差，更作三剂。

❀ 炙甘草汤

甘草四两，炙　生姜三两，切　人参二两　生地黄一斤　桂枝三两，去皮　阿胶二两　麦门冬半升，去心　麻子仁半升　大枣三十枚，擘

上九味，以清酒七升，水八升，先煮八味，取三升，去滓，内胶，烊消尽，温服一升，日三服，一名复脉汤。

❀ 茵陈蒿汤

茵陈蒿六两　栀子十四枚，擘　大黄二两，去皮

上三味，以水一斗二升，先煮茵陈，减六升，内二味，煮取三升，去滓，分三服。小便当利，尿如皂角汁状，色正赤，一宿腹减，黄从小便去也。

❀ 茯苓甘草汤

茯苓二两　桂枝二两，去皮　甘草一两，炙　生姜三两，切

上四味，以水四升，煮取二升，去滓，分温三服。

茯苓四逆汤

茯苓四两　人参一两　附子一枚，生用，去皮，破八片　甘草二两，炙　干姜一两半

上五味，以水五升，煮取三升，去滓，温服七合，日二服。

茯苓桂枝甘草大枣汤

茯苓半斤　桂枝四两，去皮　甘草二两，炙　大枣十五枚，擘

上四味，以甘澜水一斗，先煮茯苓，减二升，内诸药，煮取三升，去滓，温服一升，日三服。

作甘澜水法：取水二斗，置大盆内，以杓扬之，水上有珠子五六千颗相逐，取用之。

茯苓桂枝白术甘草汤

茯苓四两　桂枝三两，去皮　白术二两　甘草二两，炙

上四味，以水六升，煮取三升，去滓，分温三服。

枳实栀子豉汤

枳实三枚，炙　栀子十四枚，擘　豉一升，绵裹

上三味，以清浆水七升，空煮取四升，内枳实栀子，煮取二升，下豉，更煮五六沸，去滓，温分再服，覆令微似汗。若有宿食者，内大黄如博棋子大五六枚，服之愈。

栀子干姜汤

栀子十四个，擘　干姜二两

上二味，以水三升半，煮取一升半，去滓，分二服，温进一服，得吐者，止后服。

栀子甘草豉汤

栀子十四个，擘　甘草二两，炙　香豉四合，绵裹

上三味，以水四升，先煮栀子、甘草，取二升半，纳豉，煮取一升半，去滓，

分二服，温进一服，得吐者，止后服。

🏵 栀子柏皮汤

肥栀子十五个，擘　甘草一两，炙　黄柏二两

上三味，以水四升，煮取一升半，去滓，分温再服。

🏵 栀子生姜豉汤

栀子十四个，擘　生姜五两　香豉四合，绵裹

上三味，以水四升，先煮栀子、生姜，取二升半，纳豉，煮取一升半，去滓，分二服，温进一服，得吐者，止后服。

🏵 栀子厚朴汤

栀子十四枚，擘　厚朴四两，炙，去皮　枳实四枚，水浸，炙令黄

上三味，以水三升半，煮取一升半，去滓，分二服，温进一服，得吐者，止后服。

🏵 栀子豉汤

栀子十四个，擘　香豉四合，绵裹

上二味，以水四升，先煮栀子，得二升半，纳豉，煮取一升半，去滓，分为二服，温进一服，得吐者，止后服。

🏵 厚朴生姜甘草半夏人参汤

厚朴半斤，去皮，炙　生姜半斤，切　半夏半斤，洗　甘草二两　人参一两

上五味，以水一斗，煮取三升，去滓，温服一升，日三服。

🏵 真武汤

茯苓　芍药　生姜各三两，切　白术二两　附子一枚，炮，去皮，破八片

上五味，以水八升，煮取三升，去滓，温服七合，日三服。若咳者，加五味子半升，细辛、干姜各一两；若小便利者，去茯苓；若下利者，去芍药，加干姜二两；

若呕者，去附子，加生姜，足前成半斤。

❀ 桂枝二麻黄一汤

桂枝一两十七铢，去皮　芍药一两六铢　麻黄十六铢，去节　生姜一两六铢，切　杏仁十六个，去皮尖　甘草一两二铢，炙　大枣五枚，擘

上七味，以水五升，先煮麻黄一二沸，去上沫，内诸药，煮取二升，去滓，温服一升，日再服。本云桂枝汤二分，麻黄汤一分，合为二升，分再服。今合为一方，将息如前法。臣亿等谨按：桂枝汤方，桂枝、芍药、生姜各三两，甘草二两，大枣十二枚。麻黄汤方，麻黄三两，桂枝二两，甘草一两，杏仁七十个。今以算法约之，桂枝汤取十二分之五，即得桂枝、芍药、生姜各一两六铢，甘草二十铢，大枣五枚。麻黄汤取九分之二，即得麻黄十六铢，桂枝十铢三分铢之二，收之得十一铢，甘草五铢三分铢之一，收之得六铢，杏仁十五个九分枚之四，收之得十六个。二汤所取相合，即共得桂枝一两十七铢，麻黄十六铢，生姜、芍药各一两六铢，甘草一两二铢，大枣五枚，杏仁十六个，合方。

❀ 桂枝二越婢一汤

桂枝去皮　芍药　麻黄　甘草各十八铢，炙　大枣四枚，擘　生姜一两二铢，切　石膏二十四铢，碎，绵裹

上七味，以五升水，煮麻黄一二沸，去上沫，内诸药，煮取二升，去滓，温服一升。本方，当裁为越婢汤桂枝汤，合饮一升，今合为一方，桂枝汤二分，越婢汤一分。臣亿等谨按：桂枝汤方，桂枝、芍药、生姜各三两，甘草二两，大枣十二枚。越婢汤方，麻黄二两，生姜三两，甘草二两，石膏半斤，大枣十五枚。今以算法约之，桂枝汤取四分之一即得桂枝、芍药、生姜各十八铢，甘草十二铢，大枣三枚。越婢汤取八分之一，即得麻黄十八铢，生姜九铢，甘草六铢，石膏二十四铢，大枣一枚八分之七，弃之。二汤所取相合，即共得桂枝、芍药、甘草、麻黄各十八铢，生姜一两三铢，石膏二十四铢，大枣四枚，合方。旧云：桂枝三，今取四分之一，即当云桂枝二也。越婢汤方，见仲景杂方中。《外台秘要》一云起脾汤。

❀ 桂枝人参汤

桂枝四两，别切　甘草四两，炙　白术三两　人参三两　干姜三两

上五味，以水九升，先煮四味，取五升，内桂，更煮取三升，温服一升，日再，夜一服。

❀ 桂枝去芍药加附子汤

桂枝三两，去皮　甘草二两，炙　生姜三两，切　大枣十二枚，擘　附子一枚，炮，去皮，破八片

上五味，以水七升，煮取三升，去滓，温服一升，本云，桂枝汤今去芍药，加附子。将息如前法。

❀ 桂枝去芍药加蜀漆龙骨牡蛎救逆汤

桂枝三两，去皮　甘草二两，炙　生姜三两，切　大枣十二枚，擘　牡蛎五两，熬　蜀漆三两，洗去腥　龙骨四两

上七味，以水一斗二升，先煮蜀漆，减二升，内诸药，煮取三升，去滓，温服一升。本云桂枝汤，今去芍药，加蜀漆牡蛎龙骨。

❀ 桂枝去芍药汤

桂枝三两，去皮　甘草二两，炙　生姜三两，切　大枣十二枚，擘

上四味，以水七升，煮取三升，去滓，温服一升。本云，桂枝汤今去芍药。将息如前法。

❀ 桂枝去桂加茯苓白术

芍药三两　甘草二两，炙　生姜切　白术　茯苓各三两　大枣十二枚，擘

上六味，以水八升，煮取三升，去滓，温服一升，小便利则愈。本云桂枝汤，今去桂枝，加茯苓、白术。

❀ 桂枝甘草龙骨牡蛎汤

桂枝一两，去皮　甘草二两，炙　牡蛎二两，熬　龙骨二两

上四味，以水五升，煮取二升半，去滓，温服八合，日三服。

❀ 桂枝甘草汤

桂枝四两，去皮　甘草二两，炙

上二味，以水三升，煮取一升，去滓，顿服。

❀ 桂枝加大黄汤

桂枝三两，去皮　大黄二两　芍药六两　生姜三两，切　甘草二两，炙　大枣十二枚，擘

上六味，以水七升，煮取三升，去滓，温服一升，日三服。

❀ 桂枝加芍药生姜各一两人参三两新加汤

桂枝三两，去皮　芍药四两　甘草二两，炙　人参三两　大枣十二枚，擘　生姜四两

上六味，以一斗二升，煮取三升，去滓，温服一升。本云桂枝汤，今加芍药、生姜、人参。

❀ 桂枝加芍药汤

桂枝三两，去皮　芍药六两　甘草二两，炙　大枣十二枚，擘　生姜三两，切

上六味，以水七升，煮取三升，去滓，温分三服。本云桂枝汤，今加芍药。

❀ 桂枝加附子汤

桂枝三两，去皮　芍药三两　甘草三两，炙　生姜三两，切　大枣十二枚，擘　附子一枚，炮，去皮，破八片

上四味，以水七升，煮取三升，去滓，温服一升。本云桂枝汤，今加附子。将息如前法。

❀ 桂枝加厚朴杏子汤

桂枝三两，去皮　甘草二两，炙　生姜三两，切　芍药三两　大枣十二枚，擘　厚朴二两，炙，去皮　杏仁五十枚，去皮尖

上七味，以水七升，微火煮取三升，去滓，温分一升，覆取微似汗。

❀ 桂枝加桂汤

桂枝五两，去皮　芍药三两　生姜三两，切　甘草二两，炙　大枣十二枚，擘

上五味，以水七升，煮取三升，去滓，温分一升。本云桂枝汤，今加桂满五两，所以加桂者，以能泄奔豚气也。

❀ 桂枝加葛根汤

葛根四两　麻黄三两，去节　芍药二两　生姜三两，切　甘草二两，炙　大枣十二枚，擘　桂枝二两，去皮

上七味，以水一斗，先煮麻黄、葛根，减二升，去上沫，内诸药，煮取三升，去滓。温服一升，复取微似汗，不须啜粥，余如桂枝法将息及禁忌。臣亿等谨按：仲景本论，太阳中风自汗用桂枝，伤寒无汗用麻黄，今证云汗出恶风，而方中有麻黄，恐非本意也。第三卷有葛根汤证，云无汗，恶风，正与此方同，是合用麻黄也。此云桂枝加葛根汤，恐是桂枝中但加葛根耳。

❀ 桂枝汤

桂枝三两，去皮　芍药三两　甘草二两，炙　生姜三两，切　大枣十二枚，擘

上五味，㕮咀三味，以水七升，微火煮取三升，去滓，适寒温，服一升。服已，须臾啜热稀粥一升余，以助药力。温覆令一时许，遍身漐漐，微似有汗者益佳，不可令如水流漓，病必不除。若一服汗出病差，停后服，不必尽剂。若不汗，更服依前法。又不汗，后服小促其间，半日许，令三服尽。若病重者，一日一夜服，周时观之。服一剂尽，病证犹在者，更作服。若汗不出者，乃服至二三剂。禁生冷、黏滑、肉面、五辛、酒酪、臭恶等物。

🏵 桂枝附子汤

桂枝四两，去皮 附子三枚，炮，去皮，破 生姜三两，切 大枣十二枚，擘 甘草二两，炙

上五味，以水六升，煮取二升，去滓，分温三服。

🏵 桂枝麻黄各半汤

桂枝一两十六铢，去皮 芍药 生姜切 甘草炙 麻黄各一两，去节 大枣四枚，擘 杏仁十四枚，汤浸，去皮尖及两仁者

上七味，以水五升，先煮麻黄一二沸，去上沫，内诸药，煮取一升八合，去滓，温服六合。本云，桂枝汤三合，麻黄汤三合，并为六合，顿服。将息如上法。臣亿等谨按：桂枝汤方，桂枝、芍药、生姜各三两，甘草二两，大枣十二枚。麻黄汤方，麻黄三两，桂枝二两，甘草一两，杏仁七十个。今以算法约之，二汤各取三分之一，即得桂枝一两十六铢，芍药、生姜、甘草各一两，大枣四枚，杏仁二十三个零三分枚之一，收之得二十四个，合方。详此方乃三分之一非各半也。宜云合半汤。

🏵 桔梗汤

桔梗一两 甘草二两

上二味，以水三升，煮取一升，去滓，分温再服。

🏵 桃花汤

赤石脂一斤，一半全用，一半筛末 干姜一两 粳米一升

上三味，以水七升，煮米令熟，去滓，温服七合，内赤石脂末方寸匕，日三服。若一服愈，余勿服。

🏵 桃核承气汤

桃仁五十个，去皮尖 大黄四两 桂枝二两，去皮 甘草二两，炙 芒硝二两

上五味，以水七升，煮取二升半，去滓，内芒硝，更上火，微沸下火，先食

温服五合，日三服，当微利。

🌸 柴胡加龙骨牡蛎汤

柴胡四两　龙骨　黄芩　生姜切　铅丹　人参　桂枝去皮　茯苓各一两半　半夏二合半，洗　大黄二两　牡蛎一两半，熬　大枣六枚，擘

上十二味，以水八升，煮取四升，内大黄，切如棋子，更煮一二沸，去滓，温服一升。本云柴胡汤，今加龙骨等。

🌸 柴胡加芒硝汤

柴胡二两十六铢　黄芩一两　人参一两　甘草一两，炙　生姜一两，切　半夏二十铢，本云五枚，洗　大枣四枚，擘　芒硝二两

上八味，以水四升，煮取二升，去滓，内芒硝，更煮微沸，分温再服，不解更作。臣亿等谨按：《金匮玉函》方中无芒硝。别一方云，以水七升，下芒硝二合，大黄四两，桑螵蛸五枚，煮取一升半，服五合，微下即愈。本云柴胡再服，以解其外，余二升加芒硝、大黄、桑螵蛸也。

🌸 柴胡桂枝干姜汤

柴胡半斤　桂枝三两去皮　干姜三两　瓜蒌根四两　黄芩三两　牡蛎二两，熬　甘草二两，炙

上七味，以水一斗二升，煮取六升，去滓，再煎取三升，温服一升，日三服。初服微烦，复服汗出便愈。

🌸 柴胡桂枝汤

桂枝去皮　黄芩一两半　人参一两半　甘草一两，炙　半夏二合半，洗　芍药一两半　大枣六枚，擘　生姜一两半，切　柴胡四两

上九味，以水七升，煮取三升，去滓，温服一升。本云人参汤，作如桂枝法，加半夏、柴胡、黄芩，复如柴胡法，今用人参作半剂。

🏵 烧裈散方

妇人中裈近隐处，取烧作灰。

上一味，水服方寸匕，日三服，小便即利，阴头微肿，此为愈也。妇人病，取男子裈烧服。

🏵 调胃承气汤

大黄四两，去皮，清酒浸　甘草二两，炙　芒硝半升

上三味，以水三升，煮取一升，去滓，内芒硝，更上火微煮令沸，少少温服之。

🏵 通脉四逆加猪胆汤

甘草二两，炙　干姜三两，强人可四两　附子大者一枚，生用，去皮，破八片　猪胆汁半合

上三味，以水三升，煮取一升二合，去滓，内猪胆汁，分温再服，其脉即来。无猪胆，以羊胆代之。

🏵 通脉四逆汤

甘草二两，炙　附子大者一枚，生用，去皮，破八片　干姜三两，强人可四两

上三味，以水三升，煮取一升二合，去滓，分温再服。其脉即出者愈。面色赤者，加葱九茎；腹中痛者，去葱，加芍药二两；呕者加生姜二两；咽痛者，去芍药，加桔梗一两；利止脉不出者，去桔梗，加人参二两。病皆与方相应者，乃服之。

🏵 理中丸加减法

人参　甘草炙　白术　干姜各三两

上四味，捣筛，蜜和为丸，如鸡子黄许大。以沸汤数合，和一丸，研碎，温服之，日三四，夜二服。腹中未热，益至三四丸，然不及汤。汤法，以四物，依两数切，用水八升，煮取三升，去滓，温服一升，日三服。若脐上筑者，肾气动也，去术加桂四两。吐多者，去术，加生姜三两。下多者，还用术。悸者，加茯苓二两。渴欲得水者，加术，足前成四两半。腹中痛者，加人参，足前成四两半。寒者，

加干姜，足前成四两半。腹满者，去术，加附子一枚。服汤后如食顷，饮热粥一升许，微自温，勿发揭衣被。

黄芩加半夏生姜汤

黄芩三两　芍药二两　甘草二两，炙　大枣十二枚，擘　半夏半升，洗　生姜一两半，一方三两，切

上四味，以水一斗，煮取三升，去滓，温服一升，日再，夜一服。

黄芩汤

黄芩三两　甘草二两，炙　芍药二两　大枣十二枚，擘

上四味，以水一斗，煮取三升，去滓，温服一升，日再，夜一服。

黄连汤

黄连三两　甘草三两，炙　干姜三两　桂枝三两，去皮　人参二两　半夏半升，洗　大枣十二枚，擘

上七味，以水一斗，煮取六升，去滓，温服，昼三夜二服。

黄连阿胶汤

黄连四两　黄芩二两　芍药二两　鸡子黄二枚　阿胶三两，一云三挺

上五味，以水六升，先煮三物，取二升，去滓，内胶烊尽，小冷，内鸡子黄，搅令相得，温服七合，日三服。

猪苓汤

猪苓去皮　茯苓　阿胶　泽泻　滑石碎，各一两

上五味，以水四升，先煮四味，取二升，去滓，内阿胶烊消，温服七合，日三服。

猪肤汤

猪肤一斤

上一味，以水一斗，煮取五升，去滓，加白蜜一升，白粉五合熬香，和令相得，温分六服。

🏵 麻子仁丸

麻子仁二升 芍药半斤 枳实半斤，炙 大黄一斤，去皮 厚朴一斤，炙，去皮 杏仁一升，去皮尖，熬，别作脂

上六味，蜜和丸如梧桐子大，饮服十丸，日三服，渐加，以知为度。

🏵 麻黄升麻汤

麻黄二两半，去节 升麻一两一分 当归一两一分 知母十八铢 黄芩十八铢 葳蕤十八铢，一作菖蒲 芍药六铢 天门冬六铢，去心 桂枝六铢，去皮 茯苓六铢 甘草六铢炙 石膏六铢，碎，绵裹 白术六铢 干姜六铢

上十四味，以水一斗，先煮麻黄一两沸，去上沫，内诸药，煮取三升，去滓，分温三服，相去如炊三斗米顷，令尽汗出愈。

🏵 麻黄汤

麻黄三两，去节 桂枝二两，去皮 甘草一两，炙 杏仁七十个，去皮尖

上四味，以水九升，先煮麻黄，减二升，去上沫，内诸药，煮取二升半，去滓，温服八合。覆取微似汗，不须啜粥，余如桂枝法将息。

🏵 麻黄杏仁（杏子）甘草石膏汤

麻黄四两，去节 杏仁五十个，去皮尖 甘草二两，炙 石膏半斤，碎，绵裹

上四味，以水七升，煮麻黄，减二升，去上沫，内诸药，煮取二升，去滓，温服一升。本云，黄耳杯。

🏵 麻黄连轺赤小豆汤

麻黄二两，去节 连轺二两，连轺根是也 杏仁四十个，去皮尖 赤小豆一升 大枣十二枚，擘 生梓白皮一升，切 生姜二两，切 甘草二两，炙

以上八味，以潦水一斗，先煮麻黄再沸，去上沫，内诸药，煮取三升，去滓，分温三服，半日服尽。

✿ 麻黄附子甘草汤

麻黄二两，去节 甘草二两，炙 附子一枚，炮，去皮，破八片

上三味，以水七升，先煮麻黄一两沸，去上沫，内诸药，煮取三升，去滓，温服一升，日三服。

✿ 麻黄细辛附子汤

麻黄二两，去节 细辛二两 附子一枚，炮，去皮，破八片

上三味，以水一斗，先煮麻黄，减二升，去上沫，内诸药，煮取三升，去滓，温服一升，日三服。

✿ 旋覆代赭汤

旋覆花三两 人参二两 生姜五两 代赭石一两 甘草三两，炙 半夏半升，洗 大枣十二枚，擘

上七味，以水一斗，煮取六升，去滓，再煎取三升，温服一升，日三服。

✿ 葛根加半夏汤

葛根四两 麻黄三两，去节 甘草二两，炙 芍药二两 桂枝二两，去皮 生姜三两，切 半夏半斤，洗 大枣十二枚，擘

上八味，以水一斗，先煮葛根、麻黄，减二升，去白沫，内诸药，煮取三升，去滓，温服一升，覆取微似汗。

✿ 葛根汤

葛根四两 麻黄三两，去节 桂枝二两，去皮 生姜三两，切 甘草二两，炙 芍药二两 大枣十二枚，擘

上七味，以水一斗，先煮麻黄、葛根，减二升，去白沫，内诸药，煮取三升，

去滓，温服一升，覆取微似汗，余如桂枝法将息及禁忌。诸汤皆仿此。

🌼 葛根黄芩黄连汤

葛根半斤 甘草二两，炙 黄芩三两 黄连三两

上四味，以水八升，先煮葛根，减二升，内诸药，煮取二升，去滓，分温再服。

🌼 蜜煎导

蜜七合

上一味，于铜器内，微火煎，当须凝似饴状，搅之勿令焦着，欲可丸，并手捻作挺，令头锐，大如指，长二许，当热时急作，冷则硬。以内谷道中，以手急抱，欲大便时乃去之。疑非仲景意，已试甚良。

跋

又看到陈君腾飞写的新书，这次是未出版的样稿，我先睹为快。

陈君本科是针灸专业，在北京医院实习时，我带教了他一个月，因而成为他名义上的老师。当时我就发现他知识面广，记忆力强，思考深入中正，将来必远胜于我，只是没想到这一天来得这么快。他自实习结束后，仍时常用邮件发些医案和心得与我交流探讨，眼见他的临床与学识水平一步步腾飞。后陈君考入刘清泉院长门下，走上 ICU 之路，更是"一路开挂"。几年的时间，相继出版了《学医七年》《中医急诊临床三十年》《中医急危重症讲稿》《黄石屏金针疗法传承录》《萧龙友：京城名医四朝人生侧记》《读〈醉花窗医案〉笔记》《青囊散记》等，其间更是前往首都医科大学附属北京友谊医院、解放军总医院第一医学中心（原 301 医院）、首都医科大学附属北京安贞医院、首都医科大学附属北京朝阳医院的 ICU 进修深造……这些经历让我对这个曾经的学生刮目相看，赞叹他的勤勉，佩服他的脚踏实地及善于深入总结提高。

这次他寄来的新书是结合其近三年的工作经历，从重症医疗救治工作者的视角对《伤寒论》进行了全新解读。

随着媒体的大力推介和人们养生保健意识的大幅度提升，大众也敢于在中风发作时自行在家进行耳垂、十宣放血等手法；中医院在校学生也敢于在公共场合给癫痫发作患者扎人中、塞压舌板之类以"贪天之功"（他们中有很多可能不知道癫痫持续状态到底是什么）；各种网上的中医启蒙班、伤寒学习班也是层出不穷，还有些人办起了中医学堂。我的一位初中同学，现在是中学老师，竟然也迷上了《伤寒论》，听了"康平本《伤寒论》讲座"，在微信上与我讨论伤寒方子怎么治病！药王"读方三年"之叹，在一千四百年之后，再次回响在耳边。"凡高深奥妙专门之学问，则研究者少（物理、医学、航天等）；凡浅近庸俗之学科，则涉足者众（中医、国学、易学即此类）"（赵洪钧《内经时代》）。多么无情的现实！也难怪，真正比较深奥的科学著作，一般人读不懂，也不感兴趣，很多人只是对神秘感兴趣，如看不见摸不着的阴阳五行、奇经八脉、气功、风水、周易预测，当然还有"屠龙之技"。

伤寒之学，是否是一种现实中的"屠龙之技"呢？目前，社会人口众多，医疗高度发达和集中，却无人能说得清仲圣讨论的"伤寒"究竟具体是什么病。于是，《伤寒论》的学习和研究，便成了纸上谈兵。章太炎批评清代一些学者"假借运气，附会岁露，以实效之书，变为玄谈"，现在，这种玄谈反而更多了。说到底，还是因为临床分科细化之后，并无《伤寒论》书中写的那种活生生的病例供学生观摩治疗，如此学习研究则避免不了空谈，所以自成无己以来，注解《伤寒论》的书稿有 400 余种，新中国成立以来的此类著作更是数不胜数，这足以说明伤寒学还缺乏共识。一个看不见摸不着的病，各家自持一端又能怎样？反正我说的你既无法证伪，亦无法证实。比如大小建中汤用饴糖，如果不了解古代人的生活状态，既无确切的作用位点，又无确切的作用性质，更无现实中的使用经验，却大谈其如何应五行，补中土，不是玄谈是什么呢？！

陈君之书把张仲景与《伤寒论》拉回到真实场景了，从前言写自己的启蒙质疑开始，带领我们回到那个战火纷飞、连年饥荒、疫病流行的年代，让我们看到在医疗设施不健全，医学知识匮乏，医生短缺，没有协同合作，一人身兼数科，在类似于大的急诊或战时医疗的情形下，张仲景作为一个兼通医学的地方官员，是怎么接诊处理患者的。这本新书就是将《伤寒论》作如是观的产物。腾飞是重症医学科的医生，天天都会处理危重症，这时候可能患者具体是什么病已经不是最重要的，医生更多的是关注患者的全身状态。也许正是如此，在患者的生死存亡之际，他对"六经病"究竟是什么有了更明确、更切实用的认知。结合新型冠状病毒病及其他实例，陈君硬是把一千八百年前的临床思辨和问答诊治实景，再现到读者面前，还原了一个有血有肉有缺憾的"医圣"。

书中处处体现了陈君扎实的中西医基本功和丰富的临床经验，同时充满了诙谐幽默和生活智慧。把当今中医界的一些问题，如对寒温之争、六经赅百病等都做了委婉的评论；对一些古代生活常识进行考证，如索饼是什么；解释古代起死回生何其多；提出中医的预后判断等经验应用于现代 ICU 的有益前景；对一些历史争论的难点、疑点，有的给出了自己理性的分析，有的则存疑而不是强解……真是知识性与趣味性兼得的佳作。

读完掩卷，有一种豁然开朗的感觉。闭目想象一下现实的临床过程，说起来很简单，理论上讲无非就是怎么诊断，怎么治疗的问题。临床医生治病如同解谜破案一样，利用线索，做出判断，根据判断选择治法。人体是一个相对独立的系统，健康是人体系统的稳态，疾病则是系统状态的偏离。诊断是对种种偏离状态的辨识；治疗是对人体进行调节，纠正其偏离。现代医学辨病论治，中医学辨证论治，在"辨"和"论"两方面，中西医并无不同，都是运用相关理论，通过归纳、演绎、比较、分类等分析综合的方法处理所得信息。判断要离真相越近越好，做判断的过程是医学知识的系统运用过程，运用的推理主要是前人验证总结出来的医学公理、定律。伤寒论所体现的"有是证用是方"的辨证论治，其实质是治疗规律的总结，其有效性不依赖于理论解释。比如《伤寒论》原文只讲证与方，而几乎不讲病机、方解，其治疗一样有效。因此，要意识到：辨证论治本身并不是理论层面，而是技术层面的内容。甲型 H_1N_1 流感、严重急性呼吸综合征、中东呼吸综合征、新型冠状病毒病的中医救治等都说明，每当遇到新的疾病或疑难疾病时，中西医，尤其是中医可以依据既往状态调整现成方法和经验，对其进行辨证论治（功能调节）的技术处理，虽不一定使病因病变消失，却可以达到功能恢复的效果，解决病患的实际问题。

真实的医学，一定不只是慢病调理，养生保健，还必须有拯危（重）救（疑）难。医之所病病道少，中医西医，都是救命之道。临床医生，尤其是 ICU 医生，多一种思路多一个方法，便有可能为患者开一条生路！希望《伤寒论》在陈君的解读之下，从此走下神坛，切实为临床服务。

北京医院　林磊

延伸阅读索引

最值得期待的中医临床力作

中国科技版广受欢迎的中医原创作品

书　名	作　者	定价（元）
朱良春精方治验实录	朱建平	35.00
柴松岩妇科思辨经验录：精华典藏版	滕秀香	68.00
灵枢经讲解——针法探秘	胥荣东	128.00
中医脉诊秘诀：脉诊一学就通的奥秘	张湖德，王仰宗	29.50
《医林改错》诸方医案集	甘文平	49.80
《药性歌括四百味》白话讲记①	曾培杰	26.00
《药性歌括四百味》白话讲记②	曾培杰	26.00
《药性歌括四百味》白话讲记③	曾培杰	26.00
《药性歌括四百味》白话讲记④	曾培杰	26.00
病因赋白话讲记	曾培杰，陈创涛	18.00
《运气要诀》白话讲记	孙志文	45.00
《脾胃论》白话讲解	孙志文	45.00
中成药实战速成	邓文斌	45.00
用中医思维破局	陈腾飞	59.00
误治挽救录	刘正江	58.00
经方讲习录	张庆军	48.00
用药秘传：专病专药的独家秘要	王幸福	58.00
医方悬解：成方加减用药的诀窍	王幸福	58.00
医境探秘：成为名中医的秘诀	张博	49.00
医案春秋：老中医临证一招鲜	张博	58.00
医海一舟：必不可少的主药与主方	巩和平	45.00
临证实录：侍诊三年，胜读万卷书	张光	49.00
青囊奇术：经典方药举一反三	张博	52.00
诊籍传秘：临证各科得心应手	张博	49.00
五运六气推算与应用	阎钧天	39.80
疫病早知道：五运六气大预测	田合禄	45.00
太极医学传真	田合禄	45.00
医易启悟	田合禄	45.00
医易生命密码	田合禄	45.00
中医运气学解秘	田合禄	49.00
中医修习录（一）：古典中医哲学原理	明梁	39.80
中医修习录（二）：形神合一生命科学观	明梁	39.80
中医修习录（三）：正邪一体病理探源	明梁	39.80